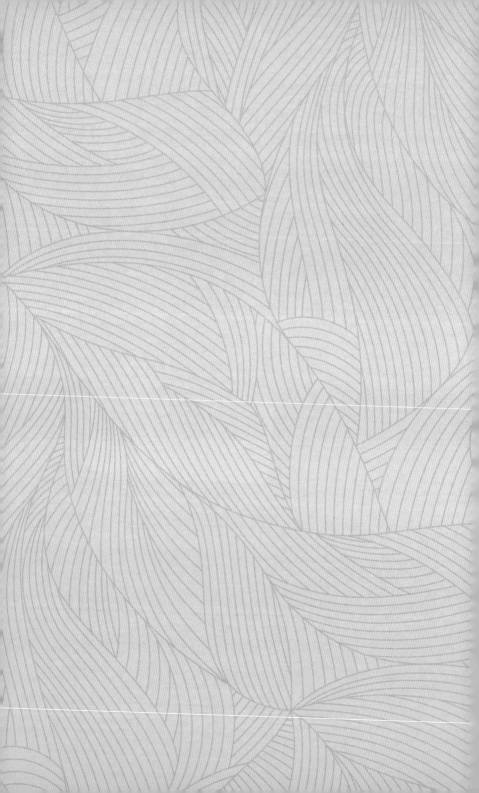

脑卒中居家照护手册

主　编　郑加麟　施　娟
副主编　许剑蕾
编　者　(以姓氏笔画为序)
刘玉丽　上海市养志康复医院
许剑蕾　上海市养志康复医院
李　艳　上海市养志康复医院
李霜霜　上海市养志康复医院
张维娜　上海市养志康复医院
郑加麟　同济大学医学院
施　娟　上海市养志康复医院
曹云云　上海市养志康复医院
廖　阳　上海市养志康复医院

人民卫生出版社
·北京·

图书在版编目（CIP）数据

脑卒中居家照护手册 / 郑加麟，施娟主编 . —北京：
人民卫生出版社，2022.7

ISBN 978-7-117-32933-0

Ⅰ. ①脑… Ⅱ. ①郑…②施… Ⅲ. ①脑血管疾病 –
护理 – 手册 Ⅳ. ①R473.54–62

中国版本图书馆 CIP 数据核字（2022）第 043146 号

人卫智网	www.ipmph.com	医学教育、学术、考试、健康， 购书智慧智能综合服务平台
人卫官网	www.pmph.com	人卫官方资讯发布平台

脑卒中居家照护手册
Naocuzhong Jujia Zhaohu Shouce

主　　编：郑加麟　施　娟
出版发行：人民卫生出版社（中继线 010-59780011）
地　　址：北京市朝阳区潘家园南里 19 号
邮　　编：100021
E - mail：pmph @ pmph.com
购书热线：010-59787592　010-59787584　010-65264830
印　　刷：三河市潮河印业有限公司
经　　销：新华书店
开　　本：889 × 1194　1/32　印张：3.5
字　　数：91 千字
版　　次：2022 年 7 月第 1 版
印　　次：2022 年 7 月第 1 次印刷
标准书号：ISBN 978-7-117-32933-0
定　　价：30.00 元
打击盗版举报电话：010-59787491　E-mail：WQ @ pmph.com
质量问题联系电话：010-59787234　E-mail：zhiliang @ pmph.com
数字融合服务电话：4001118166　E-mail：zengzhi @ pmph.com

前　言

　　脑卒中是中老年人的常见病、多发病,具有发病率高、致残率高、死亡率高、复发率高的特点。特别是近年来,随着我国老龄人口的增加,脑卒中的发病率有升高的趋势,并逐步趋向年轻化。

　　随着临床医学的进步和发展,先进医疗手段在临床上广泛应用,提高了脑卒中患者抢救的成功率,使得该病死亡率大大降低。但是,70%~80% 脑卒中患者会遗留有不同程度的功能障碍,如运动、感觉、言语、吞咽、认知等功能障碍,严重影响患者的生活质量,给家庭和社会带来沉重的负担。因此,脑卒中患者的康复越来越被社会重视。

　　研究显示,脑卒中患者若能在病情基本稳定后尽早开始综合康复训练,预后效果更好,致残率、致死率可显著降低。因此,脑卒中康复训练应该从患者早期卧床阶段就开始,尽可能让患者缩短卧床时间,尽早离床和步行。无论是在医疗机构还是居家,我们应把康复看作是对患者 24 小时的管理或一种生活方式,让患者和照护者具备主动康复和自我管理的理念,掌握康复照护的基本知识及相关技巧,落实居家康复和护理,从而提高患者的生活质量,减轻家庭及社会负担。

　　为了帮助更多的脑卒中患者及其照护者获得规范的康复指导,更好地了解和掌握康复护理的基本技能,上海市养志康复医院护理团队总结多年脑卒中康复护理的经验,组织一线康复工作者编写了这本《脑卒中居家照护手册》。书中主要从脑卒中患者的卧位管理、体位转移、呼吸管理、认知训练、言语训练、饮食管理、二便管理、皮肤管理、日常生活管理、轮椅的使用及药物管理等方面着手,用通俗易懂的语言、图文并茂的形式,介绍了脑卒中居家康复照护的相关知识和方法,供脑卒中患者及照护者参照使用,希望能为患者积极主动地进行康复锻炼提供帮助。

编者在本书的编写过程中综合了大量国内外脑卒中康复护理的先进理念及经验,但由于编写经验及时间所限,书中难免有不足之处,欢迎大家在使用过程中及时反馈宝贵意见。

郑加麟

2021 年 12 月

目 录

第一章 认识脑卒中

一、脑卒中概述

脑卒中(stroke)又称脑血管意外(cerebral vascular accident, CVA),是指急性起病,症状持续时间至少 24 小时,由脑局部血液循环障碍所致的神经功能缺损综合征。脑卒中根据病理机制和过程分为两类:出血性脑卒中(脑实质内出血、蛛网膜下腔出血)和缺血性脑卒中(血栓形成性脑梗死、脑栓塞)。一般,临床医生会应用影像学检查,如计算机断层扫描(computer tomography, CT)或磁共振成像(magnetic resonance imaging, MRI)来进行鉴别诊断。

(一)国内外流行现状

脑卒中具有高发病率、高死亡率和高致残率的特点,给社会、家庭和患者带来沉重的负担。美国华盛顿大学、英国爱丁堡大学、澳大利亚悉尼大学等 50 家机构共同调查完成的 2019 年全球疾病负担报告显示:全球脑卒中的发病率、死亡率和残疾率稳定增长。1990—2019 年,全球脑卒中幸存者总人数达到 1.01 亿,死亡人数达到 655 万。

脑血管病目前对我国居民的健康危害严重,其中脑卒中是单病种发病率最高的疾病。《中国脑卒中防治报告 2019》显示,中国人群总体脑卒中终生发病风险为 39.9%。近 20 年中国的脑卒中患病率和发病率呈增长趋势,每年新发病例超过 200 万例;《中国心血管健康指数(2021)》显示,心血管疾病是中国居民首要致残和死亡原因,死亡率约占全球脑卒中人群总数的 1/3;全国心血管疾病患者有 3.30 亿,农村心血管疾病死亡率为 311.88/10 万,城市心血管疾病死亡率为 268.19/10 万,脑卒中早死概率为 3.73%,脑卒中患者院内死亡率为 1.22%。

随着医学的发展和医疗技术的不断提升,在全球范围内,由于脑卒中导致的死亡和死亡年龄标准化率大幅度下降,这表明预防措施在降低脑卒中及其并发症等的发生风险方面非常有效。根据国内外经验,脑卒中是可防可控的,即对脑卒中的危险因素进行积极有效的干预,可以明显降低脑卒中发病率,减轻脑卒中疾病负担。

(二)危险因素

脑血管病的主要危险因素包括行为危险因素(如吸烟和酗酒)和既往疾病(如高血压、糖尿病、血脂异常和心房颤动)。在脑卒中存活者中进行的调查显示:最普遍存在的危险因素是高血压(63.0%~84.2%)和吸烟(31.7%~47.6%),心房颤动的比例相对最低(2.7%~7.4%)。这些主要的危险因素在人群中流行水平较高,并呈持续增长的趋势。我国流行病学调查数据显示:15 岁及以上人群的现在吸烟率为 26.6%(现在吸烟人数为 3.08 亿),18 岁及以上人群的高血压年龄标化患病率为 25.2%,高胆固醇血症的标化患病率为 5.8%,糖尿病标化患病率为 10.9%,40 岁及以上人群心房颤动的标化患病率为 2.31%。

(三)常见功能障碍

1. 运动功能障碍　是最常见、最严重的功能障碍之一,主要表现为一侧肢体不同程度的瘫痪或无力,也就是人们常说的偏瘫。

2. 感觉功能障碍　主要表现为偏瘫侧肢体温度觉、痛觉、触觉、位置觉以及运动感觉的减退或丧失,有时还会发生一侧视力减退,也就是常说的偏盲。

3. 言语功能障碍　主要表现为表达障碍和 / 或视听理解障碍,如不能说话、阅读和书写文字,计算错误,也可以出现发声困难,发音不准,吐字不清,声音、音调、速度及节律异常,鼻音过重等情况。

4. 吞咽功能障碍　主要表现为进食困难,或者进食过程中食物误入气管造成肺炎,甚至发生噎食、窒息。

5. 认知功能障碍　主要表现为听觉、视觉和注意力下降,记忆力下降,对物品、人、声音、食物性状或气味的识别能力下降等。

6. 心理障碍　脑卒中患者常会有抑郁、焦躁、情感障碍等。

7. 日常生活活动障碍　主要表现为日常生活自理能力下降,如无法独立完成进食、洗漱、穿衣、如厕、行走、上下楼梯等活动。

8. 其他功能障碍　主要表现为因治疗、护理方法不当而引起的关节肌肉损伤、骨折、肩髋疼痛、痉挛加重、异常步态、足尖内翻等误用综合征;或者由于长期卧床引起压疮、肺部感染、肌肉萎缩、骨质疏松、体位性低血压、心肺功能下降等失用综合征。

（四）诊断

1. 脑出血　既往有高血压病史者,在情绪激动或体力活动时突然发病,迅速出现不同程度的意识障碍及颅内压增高症状,伴偏瘫、失语等体征,应考虑为本病。CT 等检查可明确诊断。

2. 蛛网膜下腔出血　在活动或情绪激动时突然出现头痛、呕吐、脑膜刺激征阳性。CT 检查显示蛛网膜下腔内高密度影,脑脊液检查为均匀一致血性,可明确诊断。

3. 缺血性脑卒中　有高血压、高血脂、糖尿病等病史的中老年人,发病前有短暂性脑缺血发作史,以在安静休息时发病为主;症状逐渐加重;发病时意识清醒,偏瘫、失语等神经系统局灶体征明显,结合头部 CT 及 MRI 检查,可明确诊断。

（五）治疗

脑出血患者在发病后的最初数天内生命体征及神经功能往往不稳定,进入卒中单元进行密切监护可降低病死率。脑出血的治疗可分为保守治疗和外科治疗。保守治疗包括血压、血糖的管理、一般止血治疗等。外科治疗包括微创手术治疗、开颅血肿清除术等。

对于急性缺血性脑卒中患者通常进行静脉溶栓治疗、抗血小板聚集治疗等。

（六）预防

许多脑卒中是可以预防的。主要可改变的危险因素有高血压（80%以上的脑出血患者有高血压病史）、糖尿病、高脂血症以及生活方式因素，如肥胖、饮食/营养不良、吸烟、嗜酒和缺乏运动。因此，预防脑卒中应严格控制血压在正常范围内，注意控制血糖和血脂，戒烟限酒，以及控制其他危险因素，如阻塞性睡眠呼吸暂停。

（七）康复

脑卒中具有高发病率、高致残率的特点。我国每年新发脑卒中患者约200万人，其中70%~80%的脑卒中患者因残疾不能独立生活。循证医学证实，脑卒中康复是降低致残率最有效的方法，应当积极推广应用三级康复网络，实现三级康复的系统服务，使患者享有终身康复。一级康复是指早期康复，即患者在医院卒中单元或神经科病房接受常规治疗及早期康复治疗；二级康复是指亚急性期或恢复期康复，即患者在综合医院或康复专科医院进行康复治疗；三级康复是指慢性期或后遗症期康复，即患者在社区或家中继续康复治疗。

多项大规模临床试验表明：脑卒中的三级康复可以使患者获得更好的运动能力、日常生活能力、生活质量，减少并发症，是适合我国现阶段推广的脑卒中康复治疗体系；运用脑卒中三级康复网络实施规范化的康复治疗，有助于脑卒中患者日常活动能力的恢复，有利于改善患者的生活质量，并帮助其重返家庭和社会；脑卒中患者及家属实现自我管理计划可能对患者的功能恢复有益。脑卒中患者在住院期间有家属陪同或家属参与其康复锻炼,可能是有益的。

二、脑卒中居家康复的意义

脑卒中康复的根本目的是最大限度地减轻障碍和改善功能,防止并发症,提高日常生活能力,最终使患者回归家庭,融入社会。规范的康复治疗流程和治疗方案对降低脑卒中的致残率,提高患者的生活质量具有十分重要的意义。脑卒中康复的管理涉及多学科、多部门、多角色的合作与参与,其中包括患者与照护者的参与。

《中国脑卒中康复治疗指南》(2011 年版)推荐脑卒中患者在病情稳定(生命体征平稳,症状体征不再进展)后尽早进行康复治疗。一般来说,在发生脑卒中后 2 周内开始康复治疗,可以获得较好的康复效果。脑卒中患者的整个康复过程都需要照护者参与。

随着人们健康意识的提高,现在很多脑卒中患者和家属能意识到康复的重要性,但对于如何康复还存在一定的误区。一方面,部分患者及家属担心活动会使疾病加重或者不知道该如何活动,而选择卧床不动。长期卧床不活动,患者就会发生肌肉萎缩、骨质疏松、神经肌肉反应性降低、心肺功能减退、深静脉血栓、压疮等问题。另一方面,有部分患者及家属认识到应该早期进行康复活动,但是由于缺乏正确的康复知识,而盲目地活动,可能会加重肢体的痉挛,引起关节肌肉损伤、肩痛、运动姿势的异常,甚至会引发肩关节半脱位、骨折和步态异常等问题。

因此,脑卒中发生后,无论是在医疗机构还是居家康复,患者和照护者都要有尽早且主动康复的理念,掌握康复护理的基本知识和相关技巧,并参与到康复管理中。这样才能加速脑卒中患者的康复进程,降低潜在的护理费用,节约社会资源。

（施　娟　郑加麟）

第 二 章 卧位管理

在脑卒中发病的早期,部分患者因卧床而不能活动。患者长期卧床会出现消瘦、肢体僵硬、皮肤破损、发热、深静脉血栓等严重的问题。研究表明,通过卧位管理可以有效地减少或避免这些情况的发生。

卧位管理是指对患者的头颈、躯干、四肢等进行有序地摆放,让患者保持舒适的体位,减少或避免肢体僵硬、皮肤破损等并发症的发生。良好的初始体位和姿势管理不仅是身体高效运动的基础,还可以增加正确的感觉输入(感觉是运动的前提)。因此,做好卧位管理不仅可以避免或减少长期卧床相关并发症的发生,还可以促进患侧肢体的功能康复,提高患者生活自理的能力。

本章重点介绍患侧卧位、健侧卧位和仰卧位的摆放。

注意,一般每1~2小时需要更换体位1次,夜间可以酌情延长。

一、患 侧 卧 位

患侧卧位是指患侧肢体在下,健侧肢体在上的侧身卧位(图2-1)。患侧卧位能增加患侧感觉的刺激,有利于患侧感觉功能的恢复,避免诱发或加重肢体痉挛,健侧的手可以自由活动。

(一)方法和步骤

1. 准备高度适宜的软枕2个或三角枕和软枕各1个(图2-2)。
2. 患者的患侧在下,健侧在上,头部垫枕。
3. 患者的背部垫软枕或三角垫,使身体稍向后仰。
4. 患者的患肩前伸,避免肩部受压、后缩。

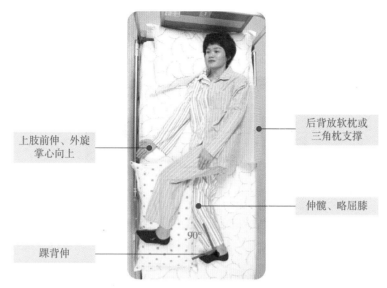

上肢前伸、外旋
掌心向上

后背放软枕或
三角枕支撑

伸髋、略屈膝

踝背伸

90°

图 2-1　患侧卧位示范

注意:本书中穿红蓝条纹服装的患者示例图中,蓝色条纹一侧为健侧肢体,红色条纹一侧为偏瘫侧肢体。

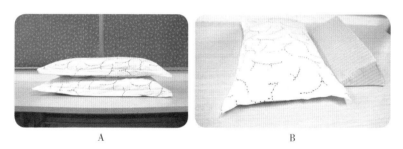

A

B

图 2-2　软枕和三角枕示例

5. 患者的患侧上肢前伸、掌心向上;健侧上肢自然放置。

6. 患者的患侧下肢呈迈步状,踝背伸 90°;健侧下肢屈曲放在软枕上。

(二)关键点

1. 照护者可以将一只手放在患者的患侧肩胛骨处,另一只手托住其患侧上肢,将患侧的肩部托出(图2-3),使患者的患肩前伸,避免肩部受压、后缩及肩关节脱位。

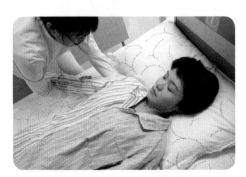

图2-3　将患肩托出示范

2. 患者的患侧上肢外展,肘腕关节伸直,掌心向上。注意,照护者不能触碰患者的患侧掌心(图2-4),以免引起痉挛。

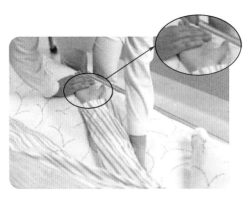

图2-4　避免触碰患侧掌心

3. 患者的健侧下肢屈曲放在软枕上;患侧的下肢应呈迈步状,踝背伸90°(图2-5)。

(三) 注意事项

1. 患侧卧位是所有体位中最重要的体位,应尽早采用,且在

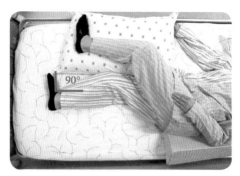

图 2-5 患侧卧位下肢摆放示范

患者能耐受的情况下尽可能增加摆放的次数。

2. 床应该放平,床头不能抬高,避免患者处于半卧位。

3. 操作过程中,应避免拖、拉、拽等动作,避免患者患侧肩部过度受压及后缩。

4. 为了尽可能使患者舒适,可以在其背部垫软枕或三角垫,使身体稍向后仰。

5. 患者的健侧上下肢可自然放置,以舒适为宜。

6. 如患者出现头晕、气急、胸闷、恶心、疼痛等不适,需暂停体位摆放,如症状没有缓解,应及时就医。

二、健侧卧位

健侧卧位是指健侧肢体在下,患侧肢体在上的侧身卧位(图 2-6)。健侧卧位可以减轻患侧肢体的痉挛模式,预防或减轻患肢水肿。患者处于健侧卧位时,会感觉比较舒适。

(一)方法和步骤

1. 准备高度适宜的软枕 2 个。

2. 患者的健侧在下,患侧在上,头部垫枕。

3. 照护者使患者身体的重心略向前倾,避免身体后仰。

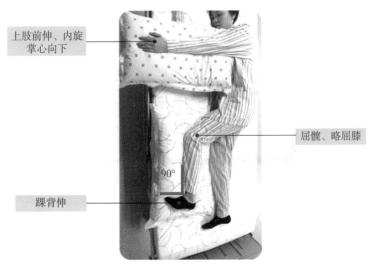

上肢前伸、内旋
掌心向下

屈髋、略屈膝

90°

踝背伸

图 2-6 健侧卧位示范

4. 照护者在患者的胸前放置软枕。

5. 患者的患侧上肢向前、向上,掌心向下放在软枕上;健侧上肢自然放置。

6. 患者的患侧下肢屈髋、屈膝,放于软枕上,踝背伸 90°;健侧下肢屈曲,自然放置。

(二)关键点

1. 患者的患侧上肢应尽量向前、向上伸,肘、腕、手指各关节伸展,掌心向下放于胸前的枕头上(图 2-7)。

2. 患者的患侧下肢屈髋、屈膝放于软枕上,踝背伸 90°,患足禁止悬空(图 2-8)。

(三)注意事项

1. 床应该放平,床头不能抬高,避免患者处于半卧位。

2. 操作过程中,应避免拖、拉、拽等动作。

3. 患足禁止悬空,防止足内翻。

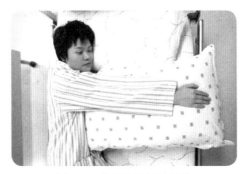

图 2-7　患侧上肢摆放示范

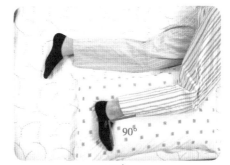

正确

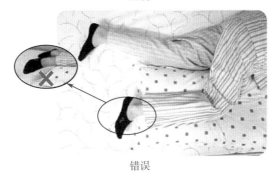

错误

图 2-8　患侧踝背伸 90° 示范

4. 健侧上下肢可自然放置,以舒适为宜。

5. 如患者出现头晕、气急、胸闷、恶心、疼痛等不适,需暂停体位摆放。如症状没有缓解,请及时就医。

三、仰 卧 位

仰卧位是指脸朝上,头部垫枕,两臂置于身体两侧,两腿自然伸直的卧位(图2-9)。仰卧位会强化脑卒中患者异常的姿势(上肢屈曲、下肢伸直),因此应尽量减少该体位摆放的次数或缩短该体位摆放的时间。

仰卧位:手臂置于身体两侧、两腿自然放置

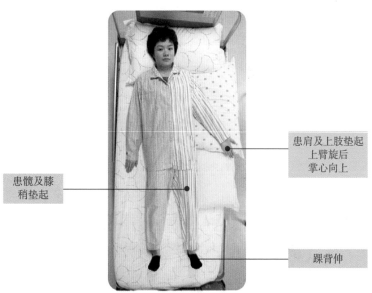

患肩及上肢垫起
上臂旋后
掌心向上

患髋及膝
稍垫起

踝背伸

图2-9 仰卧位示范

(一)方法和步骤

1. 准备高度适宜的软枕2个或软枕1个和长浴巾1条(图2-10)。

2. 在患者的头部垫一软枕,使其双臂置于身体两侧,两腿自然伸直。

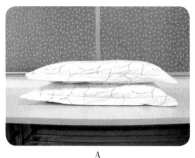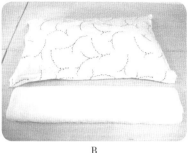

A   B

图 2-10　软枕和长浴巾示例

3. 在患者的患侧肩胛和上肢下垫软枕,使其患侧上肢平放于枕上,肘和腕伸直,掌心向上,手指伸展。

4. 在患者的患侧髋、臀部、大腿外侧放软枕或卷起的长浴巾予以支撑;患侧膝下稍垫起,使膝关节微屈曲;患侧踝关节保持中立位。

5. 患者的健侧上下肢自然放置。

（二）关键点

1. 头部的枕头不能高于肩。

2. 照护者可以将手放在患侧肩胛骨处,托出患肩,避免肩部后缩及脱位（见图 2-3）。

3. 患侧下肢的髋、臀部、大腿外侧放软枕或卷起的长浴巾支撑,使髋关节处于伸展位（图 2-11）。

（三）注意事项

1. 头部垫枕不可过高,以免诱发脑卒中的异常姿势。

2. 操作过程中,应尽量托出患侧的肩胛骨,避免拖、拉、拽等动作。

3. 患侧的掌心和足心不能放置任何物品,以免引起痉挛。

4. 为了保持患足的中立位,可以佩戴踝足矫形器。

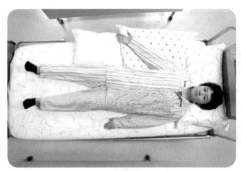

软枕支撑

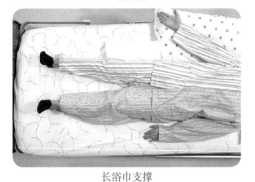

长浴巾支撑

图 2-11 软枕或长浴巾支撑示范

5. 如患者出现头晕、气急、胸闷、恶心、疼痛等不适,需暂停体位摆放,如症状没有缓解,应及时就医。

（张维娜 许剑蕾）

第三章 体位转移

在日常生活和工作中,正常人可以轻而易举地完成卧、坐、站、行走等各种姿势的转换。脑卒中患者在完成姿势转换时,或多或少存在一定的困难,尤其在发病的早期,大多处于卧床状态,体位转移需要照护者的协助。

体位转移是指人体从一种姿势转移到另一种姿势的过程,包括床上运动和转移技术。体位转移能够有效地减少或避免因卧床导致的压疮、坠积性肺炎、尿潴留、便秘、深静脉血栓等严重的问题。因此,脑卒中患者宜尽早开始体位转移。

本章重点介绍患者床上翻身、床上移动、桥式运动、床上坐起、从床上卧位到床边坐起等体位转移的内容。

一、床上翻身

由于疾病的原因,脑卒中患者会出现患侧上下肢肌力减弱,影响身体的活动和生活自理能力。患者应尽早学会独立或在协助下进行床上翻身,避免或减少压疮和肺部感染的发生,增加肢体活动,促进功能恢复。

床上翻身主要包括患者从仰卧位向健侧翻身和从仰卧位向患侧翻身。

(一)方法和步骤

1. 从仰卧位向健侧翻身

(1)患者取仰卧位。

(2)患者的患手拇指在上,双手十指交叉相握后上举。

（3）患者将健足插入患足的下方。

（4）患者双手相握、左右摆动 2~3 次,当摆至健侧时,健侧腿带动患侧腿,借助惯性将身体翻向健侧。

（5）若患者无法举起双手,照护者可以站在患者健侧,将其患侧上肢放于胸前,用健手保护好患侧上肢,患侧下肢屈髋、屈膝。照护者一手放在患者的患侧膝关节部,另一只手放在其患侧肩部,协助患者翻向健侧（图 3-1）。

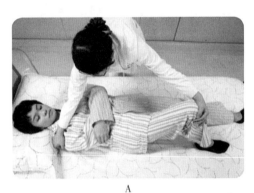

A

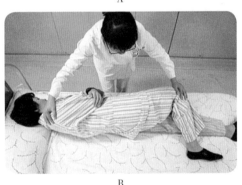

B

图 3-1 协助翻身示范

2. 从仰卧位向患侧翻身

（1）患者取仰卧位。

（2）患者的患手拇指在上,双手十指交叉相握后上举。

（3）患者健侧下肢屈髋、屈膝,健足支撑在床面上(图 3-2)。

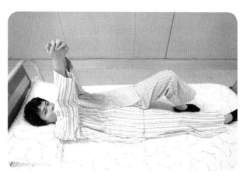

图 3-2 健足支撑床面示范

（4）患者双手相握、左右摆动 2~3 次,当摆至患侧时,健足蹬床,借助惯性将身体翻向患侧。

（5）若患者无法举起双手,照护者可以站在患者的患侧,将其患侧上肢放于胸前,用健手保护好患侧上肢,健侧下肢屈髋、屈膝(图 3-3A)。照护者一手放在患者的健侧膝关节部,另一只手放在其健侧肩部,协助患者翻向患侧(图 3-3B)。

（二）关键点

1. 患者双手交叉相握时,患侧手的拇指必须在健侧手的拇指上面(图 3-4)。

2. 患者向健侧翻身时,健足插入患足下并带动患腿向健侧移动(图 3-5)。

（三）注意事项

1. 注意安全,防止坠床。

2. 注意保护患侧的肩部,不要拖拉患侧肩关节。

3. 翻身后体位摆放的方法详见第二章相关内容。

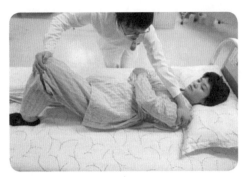

A

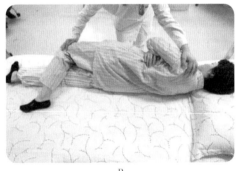

B

图 3-3 协助翻身示范

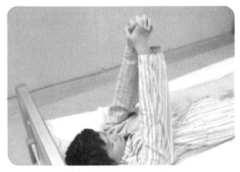

图 3-4 交叉握手示范

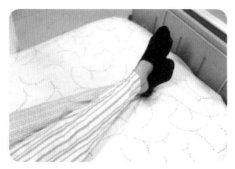

图 3-5 健足插入患足的下方示范

二、床 上 移 动

脑卒中患者在病情允许的情况下,宜尽早学会独立或在协助下在床上移动,以增加身体活动的范围,减少对照护者的依赖。床上移动主要包括床上横向移动和床上纵向移动。

(一)方法和步骤

1. 床上横向移动

(1)向患侧移动:①患者仰卧,以健侧上肢协助将患侧上肢放在胸前,固定并保护好患侧上肢;②用健足插入患侧小腿的下方,将患侧小腿抬起并一同移向患侧;③抽出健侧下肢,将健足支撑于床上,健侧上肢屈曲,肘部支撑在床面;④以健侧的足、肘、肩同时用力,抬起臀部(图 3-6),将下半身移向患侧;⑤将头和肩移向患侧。

(2)向健侧移动:方法与"向患侧移动"相同。

2. 床上纵向移动

(1)向上移动:患者仰卧,健侧上肢协助将患侧上肢放在胸前,固定并保护好患侧的上肢;用健足与健肘支撑在床面上并同时用力,抬起臀部,将身体向上移动。

(2)向下移动:方法与"向上移动"相同。

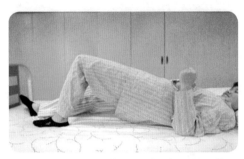

图 3-6　健侧足、肘、肩支撑抬起臀部示范

（二）关键点

1. 床上移动时，患手应放在胸前，保护好患侧上肢。

2. 床上移动时，健侧的肘（肩）和足应同时用力将臀部抬起。

3. 床上横向移动时，先移动身体的下半部分，再移动身体的上半部分。

4. 患者无法独立完成床上移动时，照护者应给予适当的帮助。

（三）注意事项

1. 上下肢肌肉力量达到一定要求，患者才能完成床上移动，因此需要在专业医务人员评估后再进行练习。

2. 移动过程中，照护者要注意保护患者的患侧上肢，不要拖拉患侧肩关节。

3. 注意安全，避免坠床。

三、桥 式 运 动

桥式运动是脑卒中患者早期床上运动练习的重要内容之一。此项训练可以有效预防脑卒中患者走路时的异常姿势，提高下肢运动和控制能力，为站立和步行训练打好基础。

（一）方法和步骤

1. 患者仰卧，双手平放在床面上；照护者站在患者的患侧。

2. 患者双腿屈曲，双足支撑在床面上。

3. 患者慢慢抬起臀部，尽量保持水平位（图 3-7），维持 3~5 秒后慢慢放下。根据患者的耐受情况，重复以上动作。

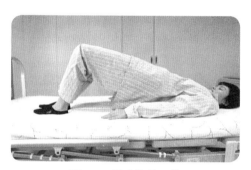

图 3-7 桥式姿势示范

4. 如果患者无法抬起臀部，照护者可以站 / 坐在患者的患侧；一手固定其患足，使患足与健足平行放在床上，同时用身体挡住患侧膝关节，防止向外倒下（图 3-8）；另一手托住患者的臀部，协助其抬起臀部（图 3-9）。

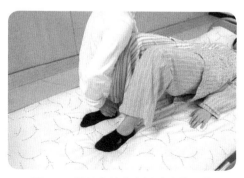

图 3-8 照护者挡住患侧膝关节示范

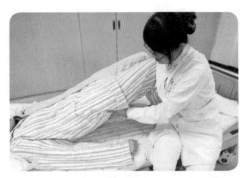

图 3-9 照护者协助患者抬起臀部示范

（二）关键点

1. 患者的双足必须完全支撑在床面,避免双腿向两侧倾斜或倒下。

2. 练习时,患者的双腿应屈曲,臀部抬高并尽量保持水平位。

（三）注意事项

1. 下肢肌肉力量达到一定要求,患者才能完成桥式运动,因此应在专业医务人员评估后再进行练习。

2. 桥式运动训练的时间和次数应根据患者的实际情况,循序渐进地进行。

四、床上坐位

在病情允许的情况下,患者应尽早下床活动,防止发生肺部感染、压疮、深静脉血栓等严重并发症。为了避免从卧位突然站立而出现体位性低血压,照护者应协助患者先坐在床上,再坐在床边,最后才下地行走。

患者刚在床上坐起时,可能会出现头晕等不适,为了避免或减轻这种症状,照护者可以先让患者慢慢坐起,背后垫枕或抬高床头

30°,再依次过渡到 45°、60°、90°。这个过程的长短因人而异,应根据实际情况循序渐进地进行,不可一蹴而就。

(一) 方法和步骤

1. 准备枕头 2 个和小桌子 1 张。

2. 照护者协助患者坐起 30°(45° 或 60°),并在背后垫枕。

3. 当患者坐起 90° 时,应做到以下 3 点:

(1) 背后垫枕,使躯干保持端正。

(2) 下肢伸直,髋关节保持屈曲 90°,膝关节略屈曲。

(3) 患者胸前放一张高度适宜的小桌子,患侧上肢放在桌子上,健侧上肢自然放置(图 3-10 A)。如果没有床上小桌子,可以将枕头放于患侧上肢下,垫起患侧上肢(图 3-10B)。

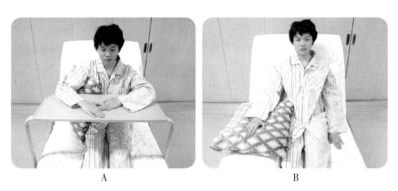

A　　　　　　　　　　B

图 3-10　床上 90° 坐位示范

(二) 关键点

1. 患者取床上坐位时,躯干应保持端正,不能向两边倾斜;患侧下肢及足部应呈中立位。

2. 患者取 90° 坐位时,髋关节保持屈曲 90°。

（三）注意事项

1. 照护者应将手放在患者的肩背部协助其坐起，不能拖拉患肢。

2. 患者开始练习床上坐起时，应先采用 30° 坐位，如无不适，再依次过渡到 45°、60°、90°。

3. 患者取 90° 坐位时，患侧的上臂应完全放在小桌子上且肘关节不能悬空，患手不能垂放在桌沿上（图 3-11）。必要时，可在患侧腋下放置枕头，使两侧肩关节平齐，避免患侧躯干侧倾。

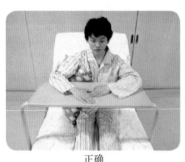
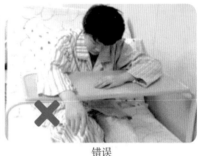

正确　　　　　　　　　　错误

图 3-11　上肢摆放示范

4. 久坐会引起尾骶部皮肤破损，因此床上坐位应与其他卧位交替使用。

5. 注意安全，防止坠床。

五、卧 坐 转 移

患者能完成床上翻身、床上移动且能独立在床上坐 30 分钟以上时，就可以开始进行从床上卧位到床边坐起的练习了。本章主要介绍从患侧坐起。

（一）方法和步骤

1. 患者取仰卧位。

2. 患者移至患侧床边（详见前述"床上移动"的内容）。

3. 患者用健腿钩住患腿移出床边并下垂，上半身转向患侧，用健手支撑在患侧胸前的床上，并将上半身抬起（图 3-12）。

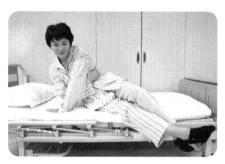

图 3-12　上身抬起示范

4. 若患者无法独自坐起，照护者站在患者的患侧，将一手环绕在其头和健侧肩部，另一手放在其健侧髋部，协助其坐起（图 3-13）。

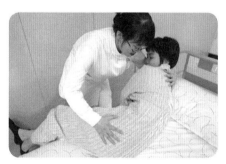

图 3-13　协助坐起示范

（二）关键点

1. 双下肢应先移出床边并下垂，然后再抬起上身。

2. 患者无法独立完成时,照护者应给予适当帮助。

(三) 注意事项

1. 为了避免发生体位性低血压,患者在进行从床上卧位到床边坐起的练习前,必须先进行床上坐起的练习。

2. 从床上卧位到床边坐起的练习对身体协调能力和肌力要求比较高,患者应在专业医务人员评估后进行。

3. 患者独立完成从床上卧位到床边坐起的整个动作需要一段时间,因此在练习过程中照护者应给予鼓励和支持。

4. 练习过程中,照护者必须保护好患者,避免坠床。

5. 患者如有不适,应立即停止,必要时去医院就诊。

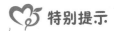 特别提示

体位性低血压

体位性低血压(postural hypotension,PH)也叫直立性低血压,是指体位突然改变(如从卧位到坐位、从卧位到站立位)时出现的血压下降。常伴有头晕、乏力、疲劳、视物模糊、胸闷、头痛等症状,严重者甚至出现晕厥和跌倒。进餐、用力排便、突然站起或改变体位等,都可引起体位性低血压。体位性低血压在老年人和心脑血管疾病患者中十分常见。据报道,65 岁以上的老年人中有 20% 发生过体位性低血压。

在脑卒中发病的早期,患者可以在床上做上下肢屈曲和伸展的运动,照护者也可以自下而上地按摩患者的下肢,以促进患者血液循环,改善脑部血液供应;待病情稳定后,根据实际情况,尽早地、循序渐进地进行体位的转换(卧→坐→站→行走)。需要特别注意的是,患者起床时的动作要缓慢,起床后先在床边坐 30 秒,站起 30 秒后再行走;如出现体位性低血压

的症状,应停止变换体位。患者平时饮食宜清淡,少食多餐,禁食油腻、辛辣等刺激性食物,适量饮水;避免进食后突然改变体位;养成定时排便的习惯,预防便秘。服用降血压、降血糖及利尿等药物可能引起体位性低血压。患者应在医生的指导下,按时、按量规律服药,不可随意增减药物的剂量或擅自停药。

（张维娜　许剑蕾）

第四章 呼吸管理

呼吸是机体与外界环境进行气体交换的过程,包括外呼吸(肺通气和肺换气)、气体在血液中的运输和内呼吸(组织细胞与血液间的气体交换)3个过程。其中任何一个过程发生问题,都会影响呼吸功能。

脑卒中患者由于长期卧床,影响胸部扩张,使肺的通气和换气能力降低;长期卧床又使参与呼吸的肌肉发生失用性萎缩,无法完成有效的咳嗽动作,使呼吸道的分泌物无法排出而诱发肺部感染;由于吞咽功能障碍,脑卒中患者容易发生呛咳、误吸而诱发吸入性肺炎。这些都会严重影响患者的呼吸功能。正确的呼吸管理和吞咽功能训练能有效地提高脑卒中患者的呼吸功能,预防或减轻肺部感染。此外,加强呼吸管理,还能改善脑卒中患者的平衡和步行能力。

呼吸管理是指通过各种训练提高患者的呼吸肌功能,促进痰液的排出,保持呼吸道通畅,改善呼吸功能。本章重点介绍缩唇呼吸训练、腹式呼吸训练和有效咳嗽训练等。

一、缩唇呼吸训练

缩唇呼吸是通过增加呼气时的阻力、延长呼气的时间,来降低呼吸频率,增加肺活量,从而改善患者的呼吸功能,提高活动耐力。

(一)方法和步骤

1. 患者取坐位或半卧位,全身放松,保持舒适。
2. 患者嘴唇紧闭;照护者数"1、2、3";患者跟着节奏用鼻吸气。

3. 患者屏气片刻后, 将嘴唇缩成吹口哨状; 照护者数"1、2、3、4、5、6", 患者跟着节奏缓慢呼出气体(图 4-1)。

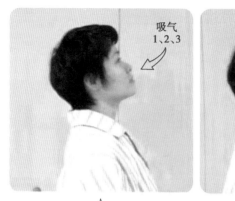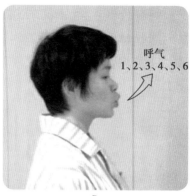

图 4-1　缩唇呼吸示范

(二) 关键点

1. 患者吸气时应把嘴闭紧, 用鼻吸气; 呼气时嘴应缩成吹口哨状。

2. 吸气和呼气的时间比为 1∶2, 呼吸频率为 7~8 次 /min。

(三) 注意事项

1. 进行缩唇呼吸训练时, 患者应全身放松。

2. 呼气的时间不能过长, 以免造成胸闷、头晕等不适。

3. 缩唇呼吸每天可以练习 3~4 次, 每次 15~30 分钟(可以根据实际情况做调整)。

4. 在练习过程中, 患者如有不适应, 立即停止, 必要时去医院就诊。

二、腹式呼吸训练

呼吸运动主要由肋间肌、膈肌和腹壁肌等参与完成。吸气时，肋间肌收缩，膈肌下降，胸腔体积增大；呼气时，肋间肌舒张，膈肌上升，胸腔体积缩小。正常人一般以胸式呼吸为主，膈肌运动的范围不大。腹式呼吸训练主要是通过增加膈肌的活动范围来改善呼吸运动，增加肺活量。加强腹式呼吸训练，还可以促进血液循环，改善心肺功能，提高活动耐力。

（一）方法和步骤

1. 患者取卧位、半卧位或坐位，全身放松，保持舒适。

2. 患者用鼻缓慢深吸气，腹部隆起，肩和胸廓不动；用口将气体缓慢呼出，腹部下陷（图4-2）。

3. 腹式呼吸训练和缩唇呼吸训练可以联合进行。

（二）关键点

1. 训练时，患者腹肌应放松。

2. 做腹式呼吸时，胸廓尽量不要动。吸气时腹部隆起，呼气时腹部凹陷。患者或照护者可以将双手轻放于胸部和腹部，感受腹部和胸部的活动。

3. 呼吸要深而慢，适当延长呼气时间（呼气时间是吸气时间的 2~3 倍）。

（三）注意事项

患者刚开始练习时，每组 2~3 次，以后逐步增加训练次数，也可根据实际情况调整训练的时间和次数，最终习惯使用腹式呼吸。

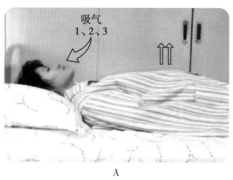

A

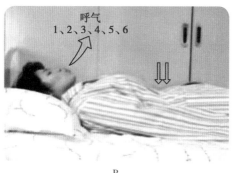

B

图 4-2 腹式呼吸示范

三、有效咳嗽训练

有效地咳嗽、咳痰,可以帮助患者清除呼吸道分泌物,保持呼吸道通畅,减少肺部感染。

(一)方法和步骤

1. 患者取坐位或半坐位,身体前倾,全身放松,保持舒适。
2. 患者深吸气 5~6 次,在吸气末屏气片刻。
3. 患者用力收腹,进行短促的咳嗽 2~3 次。
4. 患者停止咳嗽,缩唇,将余气尽量呼出,再重复以上动作。

（二）关键点

1. 在做有效咳嗽训练时，应采用腹式呼吸。

2. 吸气末需屏气数秒。

3. 咳嗽应短促有力。

（三）注意事项

1. 脑出血急性期、颅内手术 7 天内、咯血、行胸部手术后、病情不稳定或体弱不耐受者禁止进行有效咳嗽训练。

2. 合理安排训练时间，一般应在晨起、晚上睡觉前、餐前 1~2 小时或餐后 2 小时进行。

3. 避免阵发性咳嗽，连续咳嗽 3 次后应平静呼吸片刻。

4. 练习时间不宜过长，每天 3 组，每组做有效咳嗽 2~3 次。

5. 痰液黏稠、不易咳出时，可结合拍背（拍背方法：将手指合拢成杯状，依靠手腕的力量，均匀、有节奏地从下至上、从外至内叩击，力度以不使患者感到疼痛为宜）。

6. 患者在练习过程中，如有不适，应立即停止，必要时去医院就诊。

（李霜霜　许剑蕾）

第五章　认知训练

脑卒中患者常会遗留不同程度的认知能力减弱,主要表现为注意力分散、思想不集中、记忆力减退、学习困难等。在发病早期进行记忆能力、定向能力、计算能力、思维能力等训练,可以提高患者的认知能力。

对于神志清楚、情绪稳定的患者,照护者可以根据患者认知障碍的情况,选择合适的训练方法,改善其认知障碍的程度。在进行认知训练时,要保持环境安静,避免分散患者的注意力;每次训练2~3个项目,时间不宜超过30分钟。训练过程中,照护者要给予支持和鼓励,提高患者信心。

本章主要介绍针对脑卒中患者的识物训练、记忆训练、时间定向训练和计算训练。

一、识 物 训 练

识物训练适用于脑卒中后智力降低或丧失,不能认识常见物品、动物、植物等的患者。

(一)方法和步骤

1. 准备若干卡片,内容有水果、动物、植物、家具、汉字等(图5-1)。

2. 照护者可以利用实物对照、打手势、讲解特征等方法,让患者认识并记住卡片上的内容。

3. 5~10分钟后,照护者拿出任意一张卡片让患者回答,回答正确的放一边,回答错误的放另一边。

4. 重复以上步骤,重新学习回答错误的卡片内容。

5. 根据患者学习的情况,照护者可以逐渐增加卡片的数量。

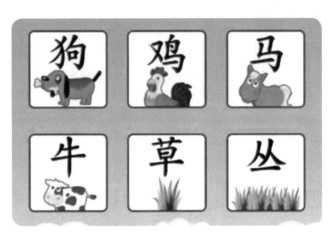

图 5-1　认知训练卡片示例

(二)关键点

1. 每天进行识物训练,并长期坚持。

2. 选择内容丰富、趣味性强的卡片,提高患者的学习意愿。

3. 训练过程应循序渐进,由少到多,由易到难。

二、记忆训练

记忆训练适用于脑卒中后因记忆能力减退或丧失导致的信息提取障碍的患者。

(一)方法和步骤

1. 准备不同图案的积木拼图若干(图 5-2)。

2. 照护者向患者演示积木拼搭过程,指导患者按照顺序拼搭积木。

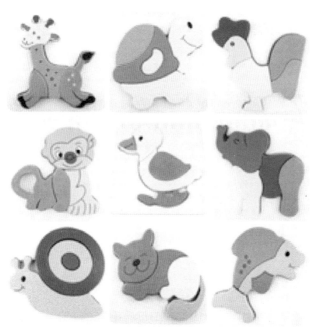

图 5-2　积木拼图示例

3. 如患者不能按照正确的顺序拼搭,照护者再次演示,让患者重复练习。

4. 根据患者学习的情况,照护者可以逐渐增加拼搭图案的难度以及缩短拼图的时间。

(二)关键点

1. 根据患者的喜好选择积木图案,以提高学习意愿。

2. 每天坚持训练,训练内容要循序渐进,由易到难。

三、时间定向训练

时间定向训练适用于脑卒中后不能确定具体日期和时间的患者,如分不清今天是几年几月几日,现在是上午还是下午等。

（一）方法和步骤

1. 准备日历（图 5-3）和笔。

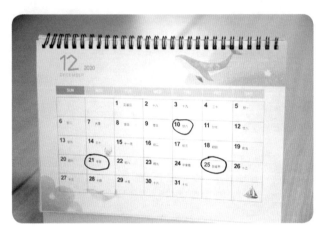

图 5-3 日历示例

2. 照护者利用日历，指导患者记住当前日期、法定节日、亲人生日、纪念日等。

3. 照护者询问患者任意 3~5 个日期，如果回答错误，进行重复学习。

4. 根据患者学习的情况，照护者可以逐渐增加询问日期的数量。

（二）关键点

1. 训练时要保持环境安静，避免干扰患者。

2. 照护者的指令要清晰、简单，避免短时间内重复指令。

3. 训练需要每天坚持，训练内容循序渐进，由少到多，由易到难。

四、计算训练

计算训练适用于脑卒中后对数的概念以及简单数字计算能力减退或丧失的患者,如不知道"1"具体代表几,且无法计算出 1+1 等于多少。

(一)方法和步骤

1. 准备本子和笔。

2. 将 10 以内加减法算式写在本子上(图 5-4)。

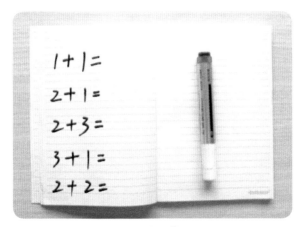

图 5-4　加减法算式示例

3. 让患者用数手指、画图等方法帮助计算,将最终答案写在本子上。

4. 照护者检查答案,错误的题目重复练习,直至掌握。

5. 当患者掌握 10 以内数字的加减法后,可以增加至 50 以内数字的加减法计算、列竖式计算等练习,最后可以指导患者不用辅助工具计算和口算练习。

（二）关键点

1. 患者计算时,应保持环境安静,照护者不要催促、指责患者。
2. 每天坚持训练,内容应循序渐进,由少到多,由易到难。

（廖 阳 许剑蕾）

第六章 言语训练

言语是指说话的能力,是人与人之间交流沟通的重要手段。有研究发现,40%~50%脑卒中患者会遗留不同程度的语速减慢、吐字不清、说话费力等言语功能障碍表现,严重影响其人际交往和心理健康,给生活带来许多不便。对于神志清醒的脑卒中患者,在疾病的早期就可以开始进行言语功能的训练,通过言语或非言语的沟通和交流,提高社会生活的能力。

脑卒中患者言语功能障碍主要表现为构音障碍(发音器官功能障碍)、听理解障碍、口语表达障碍、阅读障碍、书写障碍等。对于神志清醒、情绪稳定、能够配合的患者,照护者可以根据患者言语障碍的情况,选择合适的训练方法。在训练时,要保持环境安静。在训练过程中,照护者尽量使用简单、直接的指导语,避免含糊不清的言语,并且不时给予患者肯定和鼓励,增强其信心。

本章重点介绍针对脑卒中患者的发音器官训练、听理解训练和口语表达训练。

一、发音器官训练

发音器官训练适用于脑卒中后导致的发声困难,发音不准,吐字不清,说话速度异常、鼻音较重等言语特征改变的患者。

(一)方法和步骤

1. 准备一面镜子。
2. 照护者依次示范抿嘴、张口、伸舌和鼓腮的动作。
3. 患者对着镜子重复做抿嘴、张口、伸舌和鼓腮的动作,每次做 5~10 分钟。

（二）关键点

照护者在进行动作示范时,要确认患者理解并且会做。

（三）注意事项

在练习过程中,照护者应及时指出并纠正患者错误的动作。

二、听理解训练

听理解训练适用于脑卒中后对口语的理解能力降低或丧失的患者,即无法理解听到内容的含义。

（一）方法和步骤

1. 准备若干张带有图案或文字的卡片(图 6-1)。

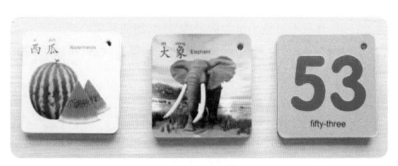

图 6-1　言语训练卡片示例

2. 将卡片放在桌上,照护者念出字或词语,让患者指出对应的卡片。

3. 将卡片放在桌上,照护者根据卡片上的内容进行组句,让患者指出所使用到的卡片。

4. 照护者在训练过程中可利用视觉、动作等进行提示,不要求患者机械记忆。

（二）关键点

1. 照护者的指令要清晰、简短,从简单易懂的字或词语开始。
2. 要预留一定的时间让患者思考,不要催促患者。

（三）注意事项

1. 卡片摆放要整齐,内容要清晰,避免出现模糊性信息。
2. 每天坚持训练,训练内容要循序渐进,由易到难。

三、口语表达训练

口语表达训练适用于脑卒中后说话费力、言语不流畅、词不达意以及说话时持续重复同样的词或短语的患者。

（一）方法和步骤

1. 口语表达技能训练　训练患者单音节的发音,如"a""u""b""p""m"。患者对着镜子练习有利于调整发音。

2. 改善发音灵活度的训练　对于发音缓慢、费力的患者,让其反复练习双音节发音,如发"pa、pa、pa""ta、ta、ta""ka、ka、ka",然后过渡到发"pa、ta、ka"。

3. 命名训练　利用图片或实物让患者说出名称,当其有困难时可利用手势、口型等方式给予提示。例如,患者不能命名"伞",照护者可以用手势比出伞的形状或者对他说"外面下雨,要带"。经过提示,常可获得满意效果。

4. 日常生活交流训练　将训练的单字、句子应用于实际生活,如提问"杯子里装着什么东西""你口渴时会怎样",可以增加姿势(手势、点头、摇头)和交流板的应用(图6-2)。

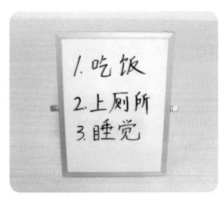

图 6-2　交流板示例

（二）关键点

当患者遇到困难时，要给予清晰、明确的提示，避免造成患者的困惑。

（三）注意事项

1. 每天训练时间的安排应根据患者的具体情况而定，短时间、高次数的训练比长时间、低次数的训练效果好。

2. 患者出现疲劳迹象时，应及时调整训练时间或停止训练。

3. 训练内容应循序渐进，由易到难。

（廖　阳　许剑蕾）

第七章 饮食管理

吞咽功能障碍是脑卒中最常见的并发症之一,主要表现为进食困难。由于进食困难,患者会出现脱水、营养不良、吸入性肺炎,甚至食物误入气管造成窒息等严重后果。

为了减少或避免并发症的发生,脑卒中吞咽障碍患者和照护者需掌握相关饮食管理的知识和安全进食的方法。

本章重点介绍吞咽功能筛查评估、食物选择、进食方法、鼻饲者居家护理、噎食的预防与急救等。

一、吞咽功能筛查评估

在实施饮食管理之前,应对脑卒中患者进行吞咽障碍的筛查评估。出现流涎、咀嚼不能、张口困难、一口饭分多次咽下、漏饭、进食或饮水时呛咳、声音沙哑、食物在口腔反复咀嚼或含着不下咽,吃药难以咽下,食物滞留在口腔或咽部以及呛咳等情况,说明患者可能存在吞咽功能障碍。对于这类患者,可以通过洼田饮水试验,初步判断其是否存在吞咽功能障碍以及吞咽功能障碍的严重程度。

(一) 方法和步骤

1. 准备 30ml 温开水、水杯、小量杯(图 7-1)。

2. 患者取坐位,先试喝 1~3 匙温开水,如未发生呛咳,再喝下 30ml 温开水。记录患者喝水所需的时间、饮水次数以及呛咳情况。

3. 根据患者喝水的时间和呛咳的情况,初步判断吞咽功能(表 7-1)。

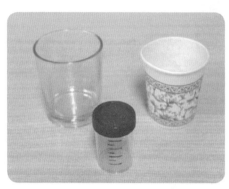

图 7-1　洼田饮水试验所用物品示例

表 7-1　洼田饮水试验分级

分级	判断标准	吞咽功能
Ⅰ级	5 秒内能顺利地一次性将水咽下	正常
	一次性将水咽下,但超过 5 秒	可疑
Ⅱ级	能分 2 次以上咽下,不呛咳	可疑
Ⅲ级	能一次性咽下,但有呛咳	异常
Ⅳ级	能分 2 次以上咽下,但有呛咳	异常
Ⅴ级	频繁呛咳,不能全部咽下	异常

(二)关键点

1. 做洼田饮水试验时,患者应取坐位,环境保持安静。

2. 让患者按平时喝水的速度喝下 30ml 水。

(三)注意事项

1. 洼田饮水试验只是对脑卒中患者的吞咽功能做简单的评估,有条件的患者应至医院做详细的检查。

2. 意识不清、留置胃管或胃造瘘、不能按照指令完成试验的患者,不能进行洼田饮水试验。

3. 试喝 1~3 匙水就发生呛咳的患者,需终止洼田饮水试验。

二、食物选择

根据《中国居民平衡膳食指南》(2016 版)要求,正常成人每天需摄入谷类、蔬菜和水果类、蛋禽鱼肉类、奶类和豆制品等食物,才能达到平衡膳食。每天摄入量详见中国居民平衡膳食宝塔(图 7-2)。

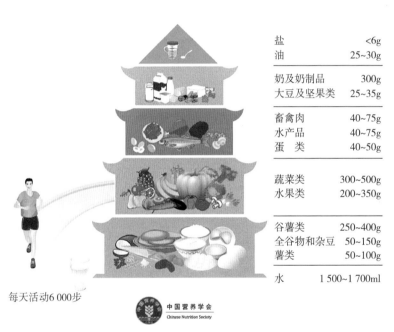

盐	<6g
油	25~30g
奶及奶制品	300g
大豆及坚果类	25~35g
畜禽肉	40~75g
水产品	40~75g
蛋　类	40~50g
蔬菜类	300~500g
水果类	200~350g
谷薯类	250~400g
全谷物和杂豆	50~150g
薯类	50~100g
水	1 500~1 700ml

每天活动 6 000 步

中国营养学会
Chinese Nutrition Society

图 7-2　中国居民平衡膳食宝塔

大部分脑卒中患者有高血压、糖尿病、高血脂等基础疾病,应减少盐、脂肪和糖类的摄入,增加水果、蔬菜和低脂肪奶制品的摄入。一般推荐脑卒中患者每天摄入盐≤3g、钾≥4.7g、新鲜蔬菜 400~500g、水果 200~350g、肉类 50g~75g、鱼虾类 50g、奶类 250g、食油 20~25g,每周摄入蛋类 3~4 个。

2019 年版《吞咽障碍膳食营养管理中国专家共识》中指出,脑卒中吞咽障碍的患者可以通过改变食物的形态、质地、黏度,来增加吞咽效率和减少误吸。根据性状和形状,吞咽障碍患者的食物可分为液体和固体两大类,共 6 级。患者应在医务人员的指导下选择进食性状合适的食物。

(一) 液体食物

液体食物分为 3 个级别(表 7-2)。

表 7-2 液体食物分级

黏稠度分级	示意图	描述
1 级,低稠型		放置于汤匙内被缓慢倒出时,呈线条状;可以用"吸"表达。低稠型食物入口便在口腔内扩散,下咽时不需要用太大的力量
2 级,中稠型		缓慢倒出时,呈点滴状;可以用"喝"表达;可作为吞咽障碍患者首先尝试的食物黏稠度
3 级,高稠型		缓慢倒出时,黏着在一起,呈团块状落下;可以用"吃"表达

（二）固体食物

固体食物分 3 个级别（表 7-3）。

表 7-3　固体食物分级

固体食物分级	示意图	描述
4 级,细泥型	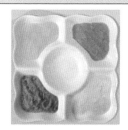	均质、光滑、易聚集,可用汤匙舀起;通过口腔的简单处理可以形成食团;不需撕咬或咀嚼,食物具有顺滑性和内聚性,如添加食品功能调整剂并经过搅拌机搅拌后的各种食物;适用于不能咀嚼但有意识将舌头向上推送,具有运送食物能力的患者
5 级,细馅型	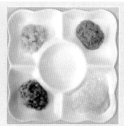	有一定形状,但容易压碎;加入食品功能调整剂并经过搅拌机搅拌或食物粉碎能再塑形的食物;适用于有一定咀嚼能力,轻～中度吞咽障碍的患者
6 级,软食型	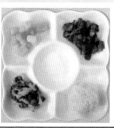	食物具有质软、不易分散、不易粘连,用筷子或汤匙就能切断的软硬度,适合于存在误吸风险、咀嚼功能轻度下降的患者或高龄老人

三、进 食 方 法

　　脑卒中吞咽障碍患者掌握安全进食的方法,有利于改善摄食吞咽功能,预防吸入性肺炎等并发症的发生,改善营养状态。

（一）方法和步骤

1. 准备勺子（边缘钝厚、柄较长、容量为 5~10ml）（图 7-3）、碗（带吸盘）、可控制饮水速度的杯子（学饮杯）、围兜（图 7-4）等；根据患者的吞咽功能，选择性状合适的食物；保持安静的就餐环境。

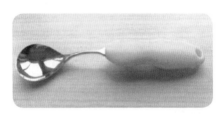

图 7-3 勺子示例

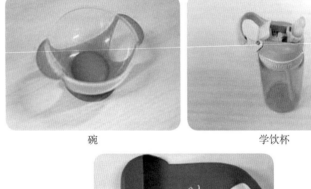

碗   学饮杯

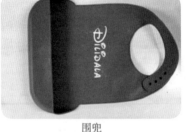

围兜

图 7-4 碗、学饮杯、围兜示例

2. 对于卧床患者，将床头摇高 30°，使其取半卧位，头部前屈，偏瘫侧肩部以枕垫起；对于能独自坐在椅子上的患者，准备餐桌和椅子,使其尽量取坐位进食(图7-5)。

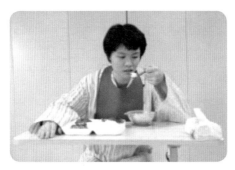

图7-5 坐位进食示范

3. 对于可自行就餐的患者,照护者与患者面对面坐着,以便于观察患者口腔有无残留食物、噎食等异常情况发生,也便于在就餐过程中协助患者;对于需要喂食的患者,照护者在患者的健侧喂食(图7-6)。

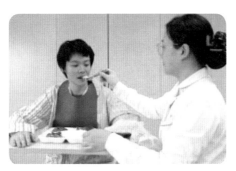

图7-6 健侧喂食示范

4. 调整合适的进食速度及进食一口量。一般先以少量喂食(3~4ml),若患者无呛咳等不适可酌情增加。在患者前一口食物吞咽完成后再喂下一口,避免两次食物重叠入口。

5. 喂食时,将食物放在患者健侧舌中后部或颊部(图7-7),便于食物的吞咽。可以每进食一口食物,完成吞咽后饮极少量的水

（1~2ml），即交替吞咽（图 7-8）；或者吞咽后做清嗓咳嗽的动作，以去除咽部残留食物。

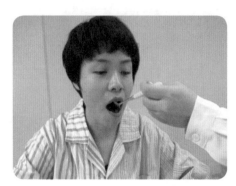

图 7-7   食物放于健侧舌中后部或颊部示范

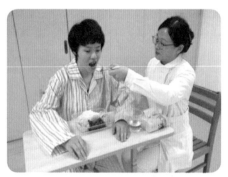

A

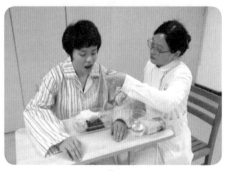

B

图 7-8   交替吞咽示范

6. 患者进食后,协助其清洁口腔,静坐或半卧 30 分钟,避免马上平躺,以防止食物反流。

(二) 关键点

1. 对于口腔感觉差的患者,把食物送入口时,可适当增加汤勺下压舌部的力量,这有助于刺激感觉。

2. 患者应少量多餐,选择不易松散的食物,就餐时间控制在 30 分钟内。

3. 患者出现呛咳时,应暂停进食。

4. 饮水呛咳的患者可选用学饮杯或勺子饮水。

(三) 注意事项

1. 患者应在神志清醒、精神状态良好时经口进食。

2. 患者进食过程中,要保持环境安静,避免其分散注意力。

3. 有义齿的患者进食前佩戴好义齿。痰多的患者,应清除痰液后再进食。

4. 食物的性状应根据患者吞咽功能适时调整。

5. 口服药物可磨碎后用温水溶解,必要时用增稠剂调制成适合患者吞咽的性状。注意,缓释或控释片剂不宜磨碎,可咨询医生更换药片剂型。

6. 如果患者出现发热、咳嗽、咳痰等症状,考虑因误吸引起肺部感染,应及时就医。

四、鼻饲者居家护理

鼻饲法是将导管经鼻腔插入胃内,从管内灌注流质食物、水分和药物的进食方法。对于不能自行经口进食的患者,通过以胃管或胃肠管供给食物和药物,以维持患者营养和治疗的需要。部分脑卒中患者出院后需长期留置鼻饲管,居家照护者需掌握鼻饲管灌注食物的护理。

（一）方法和步骤

1. 鼻饲前，在鼻饲管末端下方垫一垫巾，防止弄脏衣物、床单等。

2. 连接清洁的灌注器于鼻饲管末端，抽吸胃内容物，判定胃管在胃内。

3. 用灌注器连接鼻饲管末端，注入少量温开水。

4. 用灌注器抽吸鼻饲液或药液，缓慢注入。

5. 鼻饲完毕，再次注入少量温开水，冲净鼻饲管中的营养液或药液，避免堵管。

6. 鼻饲结束，将鼻饲管末端反折，用纱布包好，再用橡皮筋或夹子夹紧，最后用别针固定于患者衣领处。

7. 清理鼻饲用物，洗净灌注器和盛放食物的用具。

（二）关键点

1. 鼻饲前，协助患者取坐位或 30° 以上半卧位。

2. 每次灌注食物前应采取至少一种方法确定鼻饲管在胃内且通畅。鼻饲前回抽胃内容物，如果超过 150ml，暂停鼻饲。

3. 每次抽吸鼻饲液后，应反折鼻饲管末端。

4. 一般情况下，每次鼻饲量不超过 200ml，两次鼻饲间隔时间大于 2 小时。

（三）注意事项

1. 鼻饲液温度控制在 38~40℃为宜，可用水温计测试温度。如果没有水温计，照护者可滴 1 滴鼻饲液于前臂掌侧皮肤处，以不感觉发烫为宜。

2. 灌注鼻饲液时不宜过快。鼻饲药片充分碾碎，经水溶解后注入。

3. 鼻饲结束后30分钟内，患者维持原体位，避免翻身等，防止呕吐。

4. 留置鼻饲管期间，妥善固定鼻饲管，防止脱落，防止患者拔管。

5. 贴于患者鼻子上固定鼻饲管的胶布每周更换至少2次，若有松动随时更换。

6. 保持患者口腔清洁，每天至少进行2次口腔清洁。

7. 长期留置鼻饲管者应根据鼻饲管材质定期到医院更换导管。

五、噎食的预防与急救

噎食是指食物堵塞咽喉部或卡在食管，甚至误入气管，严重者可以引起窒息。脑卒中患者常伴有吞咽功能障碍，如果进食不当，容易发生噎食而危及生命，第一时间进行急救是抢救成功的关键，而且需要加强预防。

（一）噎食的预防

1. 患者进食时需保持环境安静。

2. 患者和照护者选择适宜的食物性状，掌握正确的进食方法。

3. 吞咽障碍患者进食时，身旁必须有照护者监护，观察进食过程中是否有呛咳、呼吸困难等情况。

（二）噎食的表现

患者就餐时突然发生呼吸困难或不能说话，剧烈呛咳、欲用力咳嗽而咳不出，皮肤、嘴唇和指甲发绀，不由自主地用手紧贴于颈前喉部等情况，提示其可能发生了噎食（图7-9）。

（三）噎食的急救

发生噎食时，患者往往无法自救，照护者作为"第一目击者"

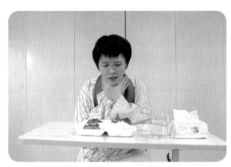

图 7-9 噎食的表现

成为最主要的救助力量。照护者让患者身体前倾 45°并叩背（图7-10），鼓励患者咳出口腔内食物。如果口腔内可以看到异物，照护者也可以抠出堵塞的食团。如果上述处理无效，应立即实施海姆立克急救法，同时拨打急救电话。

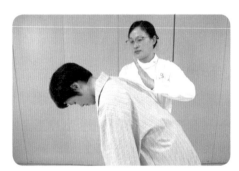

图 7-10 叩背示范

海姆立克急救法分为自救法、他救法和昏迷患者施救法，照护者应根据患者神志、体型、周围环境等选择合适的手法尽快施救。

1. 自救法

方法 1：患者一手握拳，用大拇指关节突出点顶住腹部正中脐上部位，另一手抓住握拳的手，迅速用力向内、向上挤压冲击。重复以上操作直至异物排出（图7-11A）。

方法 2：身体前倾，上腹部倚靠在桌子边缘、椅背等，借助其辅助施压（图 7-11B）。

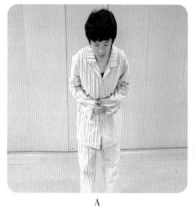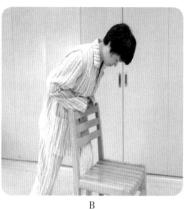

A   B

图 7-11 噎食的自救法示范

2. 他救法　照护者站在患者背后，两腿前后分开，双臂环抱住患者（图 7-12A）；一手握拳，大拇指关节突出点顶住患者腹部正中脐上部位，另一手抓住握拳的手，迅速用力向内、向上挤压冲击（图 7-12B）。重复以上操作，直至异物被排出。

3. 昏迷患者施救法（图 7-13）　适用于昏迷及肥胖不易抱起的患者。照护者将患者置于仰卧位，骑跨在患者髋部，两手掌根叠

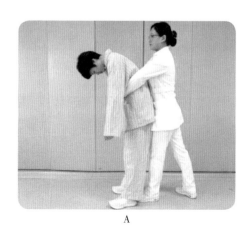

A

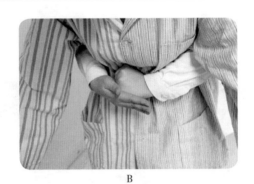

B

图 7-12 噎食的他救法示范

放于患者腹部正中脐上部位,利用重力,向患者身体后上方冲击推压,使其肺内气体被迫排出,冲击阻塞物排出。如果无效,间隔数秒后重复上述操作。注意:腹部冲击部位在上腹部,应避开肋骨,以防止肋骨骨折。

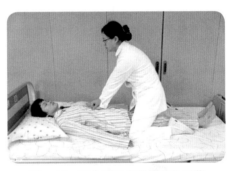

图 7-13 噎食昏迷患者施救法示范

(曹云云 施 娟)

第 八 章　二便管理

排泄是机体将新陈代谢的产物排出体外的生理过程,是人体的基本生理需要之一,也是维持生命的必要条件。人体排泄的途径有皮肤、呼吸道、消化道及泌尿道,其中消化道和泌尿道是主要的排泄途径。脑卒中患者由于疾病的原因,会出现排便、排尿的异常,轻者可以造成身体不适,重者可以诱发或加重疾病。因此,运用与排便、排尿相关的知识和技能,帮助并指导患者维持或恢复正常的排便、排尿状态,是脑卒中居家照护的重要内容之一。

一、大 便 管 理

脑卒中患者可由于中枢和周围的神经损伤,引起排便反射消失或肠道括约肌功能异常,出现便秘或大便失禁。研究表明,科学、规律的排便管理可以使患者养成良好的排便习惯,避免或减少便秘、大便失禁等发生。

(一)便秘

1. 定义　便秘是指排便次数减少(每周≤2 次),粪便质硬,排便困难及有排便不尽感,主要表现为腹胀、腹痛、食欲不佳等症状。

2. 处理方法

(1)大便干硬者,可用手抠出。

(2)若大便软,卧床患者可以由照护者诱导排便。患者取左侧卧位;照护者戴上手套,示指或中指抹上开塞露润滑后(图 8-1),轻轻插入患者肛门(图 8-2),沿直肠壁顺时针方向做环形按摩 1 分钟左右(可间隔 2 分钟再进行一次)。

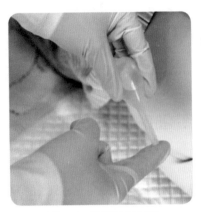
图 8-1　润滑手指示范

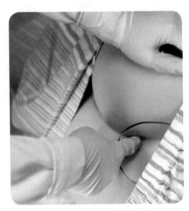
图 8-2　直肠刺激示范

（3）如果患者能自行如厕,可自我诱导排便。患者端坐在马桶上,一手扶住椅子,上身稍向前倾,另一手戴上手套,示指或中指抹上润滑剂后,轻轻插入肛门,沿直肠壁顺时针方向做环形按摩并缓慢牵拉肛管,按摩1分钟左右(可间隔2分钟再进行一次)。

（4）用温水、热毛巾或冲洗式马桶热敷或冲洗,刺激肛周皮肤,促进排便。

（5）患者排便前、排便时,可以进行腹部按摩(也可由照护者实施):除拇指以外的四指并拢,按顺时针方向从右下腹到左下腹环形按摩(图8-3)。腹部按摩时要配合做排便动作,吸气后屏气,腹部用力排便。

（6）必要时由医务人员给予灌肠。

3. 预防方法

（1）合理膳食:多吃富含纤维素的蔬菜和水果,减少脂肪和蛋白质的摄入,忌辛辣刺激性食物。每天饮水1 500~2 000ml,晨起饮用温开水或蜂蜜水200~250ml。

（2）排便体位:排便最好采用坐位或蹲位,可以下床的患者尽量到卫生间排便;无法下床的患者尽量采取坐位或半坐卧位的姿势排便。应给患者提供隐蔽、舒适的排便环境。

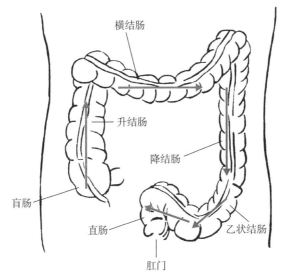

图 8-3　腹部按摩示范

（3）定时排便:养成定时排便的习惯,排便时间以餐后 30 分钟为最佳,每次排便时间少于 15 分钟;有便意时应及时排便,无便意时也要定时尝试排便。

（4）腹部按摩:患者或照护者将除拇指以外的四指并拢,按顺时针方向从右下腹到左下腹环形按摩,每次 5~10 分钟,每天 2 次。

（5）加强盆底肌肉训练:可以取仰卧位、坐位或站位,自主收缩会阴和肛门的肌肉。刚开始练习时每天做 5 次,每次 5~10 个,以后逐渐增加练习的次数。

4. 注意事项

（1）便秘的预防需要几种方法联合长期使用,才会有效。

（2）诱导排便前,应修剪指甲,动作要轻柔,以免损伤肠道黏膜。

（3）养成良好的排便习惯,坚持每天定时排便 1~2 次;3 天内至少排便 1 次,时间过久,容易增加排便困难及毒素吸收。

（4）不要轻易使用药物,如大便较硬无法排出,可辅助使用开塞露、甘油灌肠剂等纳肛。使用时,纳入的端口要光滑,避免损伤肠道黏膜。

（5）排便过程中,避免紧张和时间过久。

（二）大便失禁

1. 定义　指肛门括约肌无法控制粪便及气体排出。部分脑卒中患者的大便失禁是由于便秘造成大量粪块堆积,刺激肠道分泌物增多并析出水分,分泌物和水分沿肠壁不自主地从肛门流出,出现大便失禁。

2. 处理方法

（1）观察大便的性质、量及排便的规律和习惯。

（2）饮食护理

1）选择低脂、温热饮食以刺激结肠反射使大便质地正常化。

2）进食富含纤维素的食物,刺激肠蠕动,恢复肠道功能,建立规律性的排便,能有效的改善大便失禁状况。

（3）重建正常排便反射,有便意时应及时排便,无便意时也要定时尝试排便。照护者可以用示指检查肛门口有无残存粪便,让患者尽量排空粪便。

（4）皮肤护理

1）每次便后用温水洗净肛周和臀部皮肤,保持肛周皮肤清洁干燥,必要时肛周皮肤涂抹鞣酸软膏、香油等保护。

2）应及时更换尿布,保持皮肤干燥,防止臀部和肛门皮肤长时间受大便刺激出现破溃。

3. 预防方法

（1）盆底肌训练:可以取仰卧位、坐位或站位,自主收缩会阴和肛门的肌肉。刚开始练习时每天做 5 次,每次 5~10 个,以后逐渐增加练习的次数。

（2）注意饮食卫生,避免进食生冷、不易消化的食物,以免发生腹泻等情况。

（3）增加膳食中纤维的含量,如玉米、燕麦、苹果、芹菜等;给予清淡、易消化饮食,如烂面条、米饭、青菜等;忌辛辣刺激性食物,如辣椒、葱姜蒜、韭菜、洋葱、油炸食品等。

4. 注意事项

（1）大便失禁的处理通常是几种方法综合使用,效果才会比较明显。

（2）排便规律的重塑是长期而漫长的过程,需长期坚持。

（3）不要轻易吃止泻药物,如大便次数过多,质稀薄,应及时到医院就诊。

（4）保持肛周皮肤清洁干燥,避免发生失禁性皮炎。

二、小 便 管 理

脑卒中后由于控制膀胱尿道的中枢和周围神经受到损伤,会出现尿失禁、尿潴留等排尿功能障碍。如处理不当或不及时,会引起失禁性皮炎、压疮、尿路感染、肾衰竭等严重的并发症。通过有效的排尿管理,可以改善排尿功能障碍,减少或避免并发症的发生。

（一）尿失禁

1. 定义　尿失禁是指膀胱内尿液不能受意识控制而随时流出。

2. 处理方法

（1）女性患者可用女士尿壶紧贴外阴接取尿液,男性患者可用阴茎套连接集尿袋接取尿液。注意保持接尿器的清洁,使用后冲洗、晾干。

（2）若尿垫潮湿,应及时更换并清洁会阴部皮肤,保持皮肤清洁、干燥。

3. 预防方法

（1）避免尿急才上厕所,排尿时需充分放松,集中注意力,尽量排空尿液。

（2）对夜间尿频的患者,晚餐后可适当限制饮水量。

（3）盆底肌肉训练:患者取仰卧位、坐位或站位,自主收缩会阴和肛门的肌肉。刚开始练习时每天做 5 次,每次 5~10 个,以后逐渐增加练习的次数。

（4）建立定时排尿习惯:帮助患者定时、定量喝水并记录排尿的时间点,以确定排尿习惯;到排尿时间点提醒患者排尿。

（5）理解并安抚患者,提供和谐的家庭关系等社会支持系统。

4. 注意事项

（1）保持会阴部皮肤的清洁干燥,避免发生失禁性皮炎。

（2）进行盆底肌训练时应循序渐进,以患者不感到疲劳为宜。

（二）尿潴留

1. 定义　尿潴留是指尿液潴留在膀胱内不能自主排出。

2. 预防和处理

（1）安慰患者,消除焦虑和紧张情绪。

（2）病情允许的患者,排尿时可以采取半卧位或坐位。

（3）卧床患者,可以用温热毛巾外敷下腹部或温水冲洗会阴部来诱导排尿。

（4）能下床的患者,可以坐在坐便器上,打开水龙头,听流水声来诱导排尿。温水坐浴也可促进排尿。

（5）必要时由医务人员给予导尿。

3. 留置导尿护理　对于留置导尿管的患者,需要做好尿管护理,避免尿管滑脱和尿路感染。

（1）保持导尿管通畅:①患者卧床时,将引流管用别针固定在床单上,引流管长度合适,避免翻身时将导尿管拉出;引流袋垂于床边,不要接触到地面。②患者下床活动时,引流管用别针固定在大腿外侧裤子上;引流袋垂直于地面,不要接触到地面。③避免引流管受压、堵塞或打折等,而出现引流不畅。

（2）防止感染：①患者在留置尿管期间,需要适当多饮水。无特殊禁忌证的患者,建议每天饮水量大于 2 000ml,以增加尿量,达到冲洗尿管的目的。②留置导尿管后尿道口会有少量分泌物,每天可用温开水清洁尿道口 1~2 次,预防感染。③为避免尿液反流入膀胱内引起逆行感染,引流袋应始终低于膀胱的位置(抗反流引流袋除外);下床活动时,应及时放空引流袋内的尿液。

（3）根据医嘱或说明书的要求,及时更换导尿管及引流袋。

（4）定时夹管有利于保持膀胱功能,每次排尿后应及时夹闭导尿管,一般每 3~4 小时开放 1 次,每次放尿量 <500ml。夹管期间注意检查患者膀胱充盈情况,当摄入水量比较多、膀胱充盈时可适当缩短夹管的时间。

（5）如果发现尿色浑浊或颜色异常等,需要及时到医院进行处理。

4. 注意事项

（1）照护者注意观察患者排尿的情况,若较长时间未排尿且有腹部膨隆,上述方法处理无效,应立即到医院就诊处理。

（2）养成良好的排尿习惯,不要憋尿。

（3）禁止使用按压腹部的方法促进排尿。

（李　艳　许剑蕾）

第九章 皮肤管理

皮肤是人体最大的器官,具有保护身体不受有毒有害物质侵害、调节体温、感觉、分泌、排泄、呼吸等功能。皮肤破损,不仅影响皮肤功能、降低患者的舒适度,还可以因感染而加重病情。脑卒中早期患者由于卧床、肢体活动障碍、感觉障碍、大小便失禁、家属照护不当等原因,容易发生压疮、失禁相关性皮炎、冻伤、烫伤等问题。照护者掌握正确的皮肤管理方法,可以有效降低皮肤损伤的发生率,提高脑卒中患者的生存质量。本章重点介绍皮肤清洁、压疮的预防和护理、失禁相关性皮炎护理和烫伤及冻伤的预防方法。

一、皮 肤 清 洁

通过清洁皮肤,可以去除皮肤上的污垢,使患者舒适,促进血液循环,预防感染及皮肤损伤的发生。皮肤清洁的方法包括盆浴、沐浴及床上擦浴等。盆浴、沐浴的方法详见第十章的相关内容,本章主要介绍床上擦浴的方法。

(一)方法和步骤

1. 准备 43~46℃的水、脸盆 2 个、毛巾 2 块、浴巾、水桶、肥皂、润肤露。

2. 擦洗脸部及颈部 用湿毛巾依次擦拭眼、脸、鼻、耳、颈部,注意擦净耳后及颈部皮肤褶皱处。

3. 擦洗上肢 脱去上衣(先脱健侧,后脱患侧),由上至下擦一侧上肢,注意擦净腋窝皮肤褶皱处,同时注意保护患侧肩部。

4. 擦洗胸腹部　乳房应环形擦洗,注意擦洗乳房下皮肤褶皱处;擦洗腹部时,以肚脐为中心顺时针方向擦洗,注意洗净脐部褶皱处。

5. 协助患者翻身,同法依次擦洗后颈部、背部、臀部,更换清洁上衣。

6. 擦洗下肢　协助脱下裤子(先脱健侧,后脱患侧),依次擦洗双下肢(注意擦净腹股沟皮肤褶皱处)、会阴及双足。

7. 擦洗完毕,更换清洁的裤子,整理用物。

(二)注意事项

1. 擦洗时应关闭门窗,室温保持在 22~27℃,尽量减少身体暴露,注意保暖。擦洗过程中,水温应保持在 43~46℃,及时添加热水,避免水温过凉。

2. 擦洗时,鼓励患者活动健侧肢体,配合照护者。

3. 脸盆和脚盆不可混用,擦洗会阴前后必须换盆、毛巾和水。

4. 饭后不宜立即擦浴,以免影响食物消化。

5. 擦洗过程中,如患者出现寒战、面色苍白等情况时,应立即停止擦洗,给予加盖被褥保暖;注意安全,防止坠床。

二、压疮的预防及护理

压疮又称压力性损伤(pressure injury),俗称褥疮,是指由压力或压力联合剪切力导致的皮肤和 / 或皮下组织的局部损伤,是慢性伤口中最常见的一种类型。

(一)压疮发生的原因

压疮的发生主要与长期卧床、肢体制动等原因使局部皮肤长时间受压有关。潮湿、营养不良、消瘦、体位放置不当等都是引起压疮的原因。

（二）压疮的好发部位

压疮好发于脂肪少、无肌肉包裹的骨突处及受压部位，常见有骶尾部、足跟、髋部、坐骨结节、耳郭等（图9-1）。

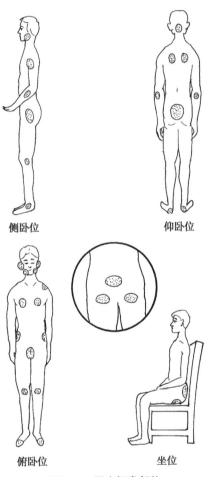

侧卧位　　　　　　　　　　仰卧位

俯卧位　　　　　　　　　　坐位

图9-1　压疮好发部位

（三）压疮的分期和临床表现

压疮分为 1 期、2 期、3 期、4 期、不可分期、深部组织压力性损伤。

1. 1 期压力性损伤　皮肤完整，出现指压不变白的红斑。

2. 2 期压力性损伤　部分皮层缺损伴真皮层外露，创面有活力，呈粉色或红色、湿润，也可表现为完整或破损的浆液性水疱；脂肪及深部组织没有外露，也没有肉芽组织、腐肉或焦痂。

3. 3 期压力性损伤　全层皮肤缺损，脂肪组织外露，通常可见肉芽组织或创缘内卷，局部也可有腐肉和／或焦痂。组织损伤的深度因解剖位置而异，脂肪组织丰富的部位可能创面会更深，可能会出现潜行的腔隙和窦道，没有筋膜、肌肉、肌腱、韧带、软骨和／或骨的外露。

4. 4 期压力性损伤　全层皮肤和组织缺损形成的溃疡，伴有可见或可触及的筋膜、肌肉、肌腱、韧带、软骨（或）骨的外露，局部也可有腐肉和／或焦痂，通常伴有创缘内卷、潜行腔隙和／或窦道。溃疡深度因解剖部位而异。

5. 不可分期压力性损伤　损伤程度不明的全层皮肤和组织缺损，但由于局部有腐肉和／或焦痂覆盖，缺损程度难以确定，如果去除腐肉和／或焦痂，就能明确是 3 期或是 4 期压力性损伤。对于足跟或缺血肢体的稳定焦痂（干燥、黏附紧密、完整、无红斑或波动感），不应该软化或去除。

6. 深部组织压力性损伤　局部持续指压不变白的深红色、栗色或紫色，或表皮分离后可见黑色创面出现浅表的水疱。疼痛和温度改变往往早于皮肤颜色的变化。深色皮肤的颜色改变可能会有所不同。

（四）压疮的预防

1. 定时翻身　翻身是最简单且有效的预防压疮的方法，翻身间隔时间一般不超过 2 小时。翻身时应动作轻柔,避免拖、拉、拽患者。

2. 局部减压 可使用三角枕、软枕、海绵垫、气垫床等,减少局部受压。气垫圈会阻断中间减压部位的血液循环,故不建议使用。

3. 皮肤护理 做好皮肤清洁,保持皮肤干燥;经常检查受压处的皮肤有无发红、发烫、肿胀、硬结等,有异常应及时就诊。

4. 加强营养摄入,增强机体抵抗力和组织的修复能力,有利于压疮的防治。

三、失禁相关性皮炎护理

失禁相关性皮炎(incontinence-associated dermatitis,IAD)是指皮肤长期或反复暴露于尿液或粪便中造成的损伤,是一种发生在大小便失禁患者身上的接触性刺激性皮炎。

(一)失禁相关性皮炎发生的原因

失禁相关性皮炎的发生主要与大小便失禁有关。大小便未及时清理或清理不干净,皮肤长时间暴露于大小便等潮湿的环境中,大小便里的有害物质就会刺激损伤皮肤,引起皮肤炎症。有些患者长时间使用纸尿裤,也容易引起失禁相关性皮炎的发生。

(二)失禁相关性皮炎的好发部位

失禁相关性皮炎常发生于会阴部、骶尾部、臀部、腹股沟、男性阴囊、女性阴唇、大腿内侧及后部,主要表现为红斑、红疹、浸渍、糜烂,甚至皮肤剥脱,伴或不伴有感染。

(三)失禁相关性皮炎的分期和临床表现

1. 轻度 皮肤完整,呈粉红色,真菌感染时有痒感。

2. 中度　皮肤发红,有小水疱或小范围皮层受损,伴有疼痛或不适。

3. 重度　皮肤变暗或深红色,有大水疱或大面积皮肤剥脱,伴有液体渗出。

（四）失禁相关性皮炎的预防

失禁相关性皮炎防治的三大原则:清洗、润肤和皮肤保护剂的使用。

1. 及时有效地处理大小便失禁,具体方法详见第八章的相关内容。

2. 加强肛周和会阴部皮肤清洗护理,使用软纸巾擦拭或清水清洗臀部,避免使用肥皂清洗,不要频繁清洗。遵医嘱使用液体敷料、氧化锌软膏、二甲基硅油膏等保护肛周及会阴部皮肤。

3. 使用气垫床并加强翻身,避免肛周皮肤受压。

4. 适量补充高蛋白、高维生素食物,加强营养,增强抵抗力。避免食用生冷刺激性食物,以免发生腹泻。

四、烫伤及冻伤的预防

脑卒中患者由于偏瘫侧肢端神经麻木,末梢感知神经受损,对冷热的感知度减弱甚至消失,在沐浴、洗脚、使用热水袋、电热毯、冰袋时,极易造成局部组织的烫伤或冻伤。

（一）烫伤的预防和处理

1. 对于脑卒中偏瘫患者及老年人,不建议使用暖宝宝、热水袋、电热毯等取暖设备。若必须使用热水袋,热水袋内水温应低于40℃,热水袋需用毛巾或布套包裹,避免直接接触皮肤。热水袋的盖子一定要拧紧。若患者出现皮肤发红、疼痛、水疱,应立即拿掉热水袋,及时处理。

2. 清洁皮肤时,水温要适宜(43~46℃),可以先用健侧手试温1~2分钟(温度以接近体温为宜),再放入患侧肢体。

3. 装有热水的热水瓶、杯子要妥善放置,瓶塞、瓶盖要盖紧。

4. 进餐时注意饭菜的温度,避免食用过烫的饭菜或汤水。

5. 一旦发生烫伤,记住急救处理的"五字诀",即冲、脱、泡、盖、送。冲:立即离开致热原,用自来水冲洗烫伤处,至少冲洗20分钟;脱:脱掉遮挡物;泡:烫伤处放凉水中浸泡30~60分钟,避免用冰块冷敷,防止冻伤;盖:用干净的敷料包扎伤口;送:送医院就诊。

(二)冻伤的预防

1. 手、足、枕后、耳郭、阴囊处禁止使用冰袋,偏瘫侧肢体禁用冰袋。

2. 使用冰袋时,应用毛巾包裹,避免冰袋直接接触皮肤。

3. 冰敷时间不宜过长,每3~4小时冷敷1次,每次20~30分钟。患者若出现皮肤青紫,麻木,必须停止冷敷,加强保暖,防止组织坏死,必要时去医院就诊。

4. 寒冷的冬季外出时,注意保暖,戴好围巾、手套、帽子、耳套及做好双足的保暖。

5. 加强锻炼,提高对寒冷的抵抗力。

(刘玉丽　施　娟)

第十章　日常生活管理

日常生活活动是指人们为了维持生存及适应生存环境而必须反复进行的、最基本的、具有共同性的身体活动,即完成衣、食、住、行及个人卫生等基本动作和技巧。据报道,70%~80% 的脑卒中患者会遗留不同程度的功能障碍,给日常生活带来很大的不便。脑卒中患者通过自我照顾性日常生活活动能力的训练,可以大大提高生活自理能力,降低对他人的依赖性,提高生活质量。

本章将重点介绍脑卒中偏瘫患者穿脱衣物、洗漱、如厕等与日常生活密切相关活动的训练方法。

一、穿脱衣训练

衣裤的穿脱是日常生活活动中不可缺少的动作。脑卒中偏瘫患者只要能独自坐在椅子上保持平衡 30 分钟,四肢有一定的活动能力及协调性,就可以锻炼利用现有肢体的功能来解决穿脱衣裤的问题。

(一)方法和步骤

1. 穿套头衫训练

(1)准备宽松的套头衫一件(图 10-1A)。

(2)在椅子上坐稳,双脚着地(图 10-1B)。

(3)将衣服放在双腿上(衣服的背面朝上,衣领放于远端,患侧袖子放在双腿之间)(图 10-1C)。

(4)用健手协助患侧上肢套进衣袖,并将衣袖拉到肘关节以上(图 10-1D)。

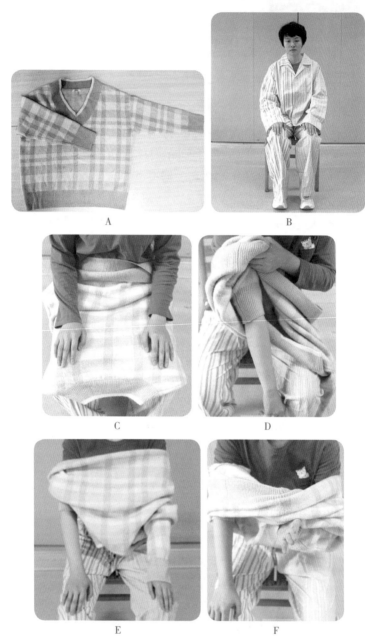

图 10-1 穿套头衫示范（右侧偏瘫）

（5）穿好健侧衣袖（图 10-1E）。

（6）用健手的虎口收拢衣服的背面并卡住衣领（图 10-1F）。

（7）将头稍低下，用健手协助，将头套进领口。

（8）将衣服的下摆拉下，整理衣服。

2. 脱套头衫训练

（1）先将衣服的下摆拉至胸部以上。

（2）用健手从背部将衣服朝上拉，将头脱出（图 10-2A）。

（3）脱出健手的衣袖，再将患手的衣袖脱出（图 10-2B、图 10-2C）。

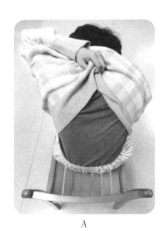

A

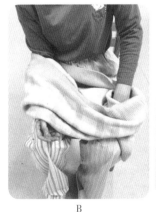

B

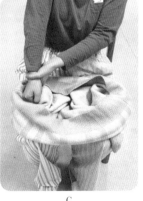

C

图 10-2 脱套头衫示范（右侧偏瘫）

3. 穿开衫训练

（1）准备宽松的开衫一件。

（2）在椅子上坐稳，双脚着地。

（3）将衣服放在双腿上（衣服的里面朝上，衣领靠近自己，患侧袖子放在双腿之间）（图 10-3A）。

（4）用健手协助患侧上肢套进衣袖，将衣袖拉到肘关节以上，衣领拉至肩上（图 10-3B）。

（5）健侧上肢伸到患侧肩后，将衣服沿患肩拉至健肩。

（6）健侧手臂穿入另一侧衣袖（图 10-3C）。

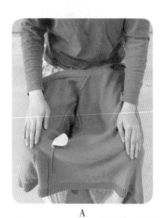

A

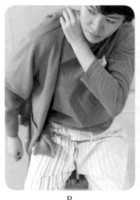

B

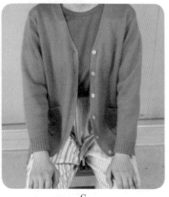

C

图 10-3　穿开衫示范（右侧偏瘫）

（7）将衣服拉好，系好扣子并整理。

4. 脱开衫训练

（1）用健手解开扣子（图 10-4A）。

（2）将健侧的衣袖脱出（图 10-4B）。

（3）用健手协助将患侧的衣袖脱出（图 10-4C）。

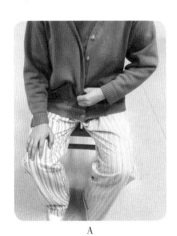

A

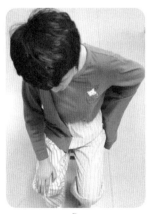

B

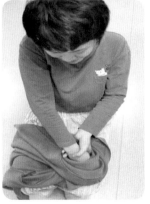

C

图 10-4 脱开衫示范（右侧偏瘫）

5. 穿裤子训练

（1）准备宽松的裤子一条。

（2）在椅子上坐稳，患腿屈膝、屈髋放在健腿上（图 10-5A）。

（3）给患腿套上裤腿（图 10-5B），并拉至膝关节以上，然后放下患腿，患脚着地。

（4）给健腿套上裤腿，并拉至膝关节以上，然后双脚着地（图 10-5C）。

（5）站起或抬起臀部，用健手将裤子拉至腰部并整理。

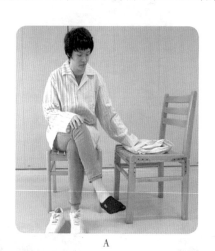

A

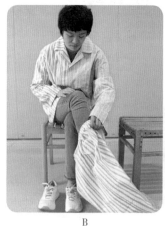

B

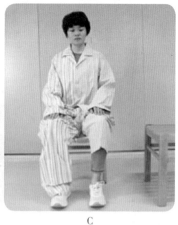

C

图 10-5　穿裤子示范

6. 脱裤子训练

（1）站起或抬起臀部，用健手将裤子拉至大腿中下部后坐下（图 10-6A、图 10-6B）。

（2）先脱下健侧裤腿，再脱患侧裤腿（图 10-6C）。

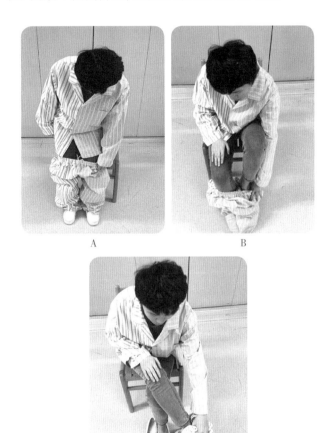

图 10-6　脱裤子示范

（二）关键点

1. 穿脱衣裤的顺序要正确,穿衣裤时先穿患侧,再穿健侧;脱衣裤时应先脱健侧,再脱患侧。

2. 穿衣服时,患侧的衣袖要拉过肘部。

（三）注意事项

1. 患者必须能够独自坐在椅子上并保持平衡 30 分钟以上,才可以进行穿脱衣裤训练。

2. 尽量选择宽松、没有拉链的衣裤,最好选择带魔术贴的衣服和有松紧带的裤子。

3. 在训练过程中,照护者可以给予适当的帮助,并注意保护,避免患者跌倒。

二、洗　漱

清洁是人的基本需要之一。头面部的清洁和整洁、得体的衣着不仅可以让人感觉舒适、心情愉快,还有利于人际交往。皮肤和黏膜的清洁,不仅可以保持皮肤的正常功能,还能减少皮肤感染的发生。脑卒中偏瘫患者完成个人卫生时会存在一定的困难,可以先用健手来完成,逐步过渡到用健手辅助患手或只用患手完成,尽可能发挥患手现有的功能。

（一）方法和步骤

1. 刷牙训练

（1）准备牙膏、牙刷、水杯。

（2）坐在水池边,用健手打开水龙头,将水杯装满。

（3）用膝关节夹住牙膏筒,用健手将牙膏盖旋开(图 10-7A);或用健手拿牙膏,用牙咬着牙膏盖旋开。

（4）将牙刷放在台面，用健手将牙膏挤在牙刷上；或用患手夹紧牙刷，用健手将牙膏挤在牙刷上（图 10-7B）。

（5）刷牙用健手完成（图 10-7C），必要时可使用电动牙刷。

（6）用健手拿起水杯漱口。

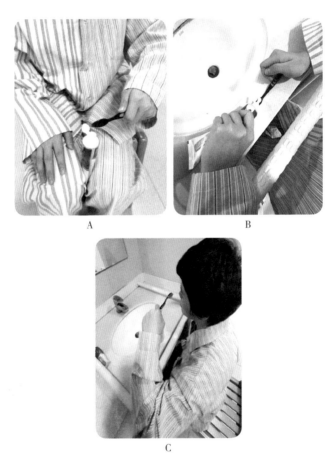

图 10-7　刷牙示范

2. 洗脸训练

（1）准备大小适宜的毛巾。

（2）坐在水池边，用健手打开水龙头，调节水温。

（3）将毛巾打湿后套在水龙头上。

（4）用健手将毛巾两端合拢，朝一个方向拧干（图10-8A）。

（5）将毛巾平放在手掌上洗脸（图10-8B）。

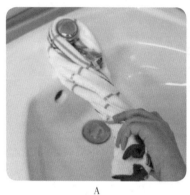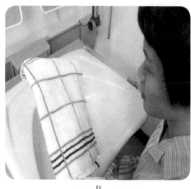

A   B

图10-8   洗脸示范

3. 洗手训练

（1）准备毛巾和香皂。

（2）坐在水池边，用健手打开水龙头，调节水温。

（3）将毛巾打湿，用健手将肥皂涂在毛巾上（图10-9A）。

（4）毛巾摊开放在患侧水池边缘，用患侧手臂固定毛巾，健侧手及前臂在毛巾上搓洗（图10-9B）。

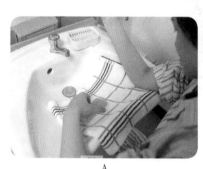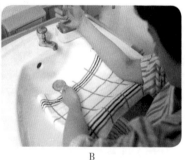

A   B

图10-9   洗手示范

（5）用健手清洁患手。

4. 沐浴训练

（1）洗浴前应调节水温，并在水龙头下放一把有扶手的防滑洗浴椅（图 10-10A）。

（2）脱去衣物后，由照护者协助坐在洗浴椅上。

（3）用健手拿毛巾擦洗或用长柄海绵刷协助擦洗背部和身体的远端（图 10-10B）。

（4）将毛巾压在腿下或夹在腋窝下，用健手拧干（图 10-10C）。

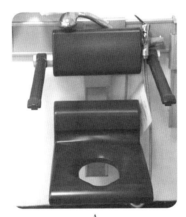

A

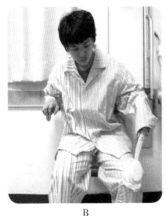

B

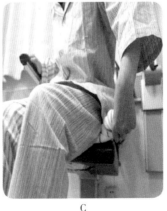

C

图 10-10　沐浴示范

（5）如果需要盆浴,需在照护者协助下进出浴缸（健腿先入浴缸,患腿先出浴缸）。

（二）关键点

1. 照护者应协助患者调节好水温,避免烫伤。

2. 如果患者的患侧上肢仍有一定功能,可以适当参与部分活动,比如洗浴时用搓澡巾套于患手协助擦洗。

（三）注意事项

1. 患者必须能够独自坐在椅子上并保持平衡 30 分钟以上,才可进行此项训练。

2. 患者洗漱时,要穿防滑拖鞋;照护者注意保护,确保患者安全。

3. 浴室内的设施良好。

4. 洗浴时间不宜过长,水温一般在 38~42℃,避免烫伤。

三、如　　厕

在脑卒中早期,患者的大小便基本是在床上由照护者协助完成的,这会给患者的生理和心理造成一定的困扰。为了满足隐私和自尊的需求,在病情允许的情况下,患者可以使用轮椅到卫生间。

本章重点介绍照护者协助患者床上排便和使用轮椅到卫生间的方法。需要注意的是,患者进行如厕训练前,应对卫生间的环境及设施进行调整和改造,使患者能够安全、顺利地完成如厕动作。

（一）床上排便

1. 方法和步骤

（1）准备便器（图 10-11）或尿壶（图 10-12）。

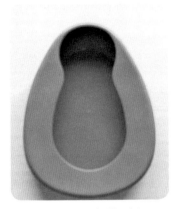

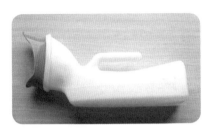

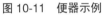
图 10-11　便器示例　　　　　图 10-12　女式尿壶示例

（2）患者仰卧,照护者站在患者的健侧（或患侧）。患者向患侧（或健侧）翻身。照护者将便器置于患者的臀下,然后协助其翻身至仰卧位。

（3）若患者能够完成抬臀动作,可以让患者抬起臀部,照护者将便器置于患者的臀下。

（4）若患者不习惯使用便器,可以在臀部下垫草纸或护理垫。

（5）如果病情允许,患者在床上使用便器时,最好能抬高床头。

2. 关键点　放置便盆时,动作应轻柔,避免拖、拉、拽等动作,以免擦破患者皮肤。

3. 注意事项　患者勿用力排便（便秘的预防和处理方法详见第八章相关内容）。

（二）卫生间如厕

1. 方法和步骤

（1）卫生间应做好无障碍改造:留有足够的空间方便轮椅进出,墙上安装扶手（图 10-13A）。

（2）患者乘坐轮椅至马桶边,健侧靠近坐便器,轮椅与坐便器呈 45°（图 10-13B）,拉起手刹（图 10-13C）,翻起脚踏板（图 10-13D）。

（3）患者双脚分开着地，身体微向前倾，健手扶住扶手并站起（图 10-13E）。

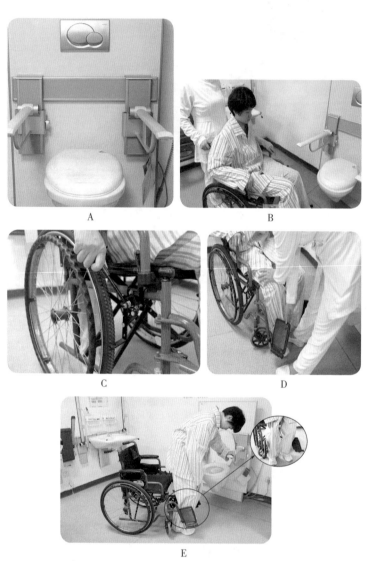

图 10-13   卫生间如厕示范

（4）患者转身，双腿靠近坐便器；解开裤带，将裤子脱至膝关节部位；健手扶住扶手，坐在便器上排便。

（5）患者便后用健手擦拭臀部，然后冲马桶。

（6）患者用健手扶住扶手站起，拉上裤子并整理后，转身、坐在轮椅上，然后去洗手。

2. 关键点

（1）在脑卒中患者进行如厕训练前，照护者应在专业人员的指导下完成卫生间的无障碍设施的改造：坐便器的高度要适宜，旁边有扶手，纸巾放在便于拿取处。

（2）在进行轮椅和坐便器间的转移时，患者健侧肢体应靠近坐便器。

3. 注意事项

（1）卫生间如厕对患者要求比较高，应在专业医务人员评估后再进行。

（2）卫生间地面要保持清洁、干燥；患者应穿防滑鞋；照护者注意保护，防止患者跌倒。

（李　艳　许剑蕾）

第十一章　轮椅的使用

轮椅是指装有轮子、可以帮助或替代行走的椅子,是步行或转移困难人群的主要代步工具。

一、轮 椅 种 类

轮椅按驱动方式可以分为手动轮椅和电动轮椅。日常生活中,常见的手动轮椅按功能又可以分为普通轮椅、高靠背轮椅、站立轮椅、坐便轮椅、运动轮椅和儿童轮椅等。脑卒中患者常用的是普通轮椅(图 11-1)和坐便轮椅(图 11-2)。

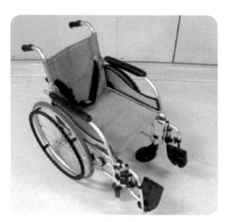

图 11-1　普通轮椅示例

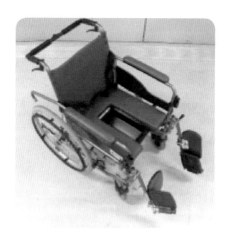

图 11-2　坐便轮椅示例

二、轮椅的基本架构

轮椅主要由支撑系统(扶手、靠背、安全带、挡板、坐垫、脚踏板)、驱动系统(后轮、手推圈、前轮)、制动系统(后手刹、刹车)组成(图 11-3)。

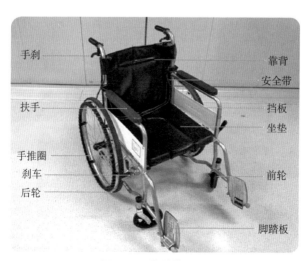

图 11-3　轮椅的架构

三、轮椅的使用方法

（一）轮椅的收起与打开

1. 方法和步骤

（1）收起轮椅：①刹车；②收起脚踏板；③拉起轮椅坐垫（图11-4）；④向内压紧扶手，即可收起轮椅。

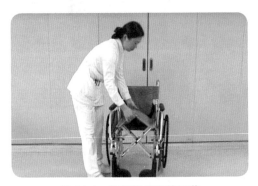

图 11-4　拉起轮椅坐垫示范

（2）打开轮椅：①双手向外拉开骨架；②双手分别放在椅面两边的金属杆上，同时向下用力，即可打开轮椅（图 11-5）。

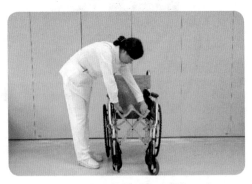

图 11-5　双手同时下压金属杆示范

2. 注意事项

（1）必须在专业医务人员指导下，选择合适的轮椅。

（2）有严重臀部压疮或臀部、大腿处骨折未愈合者不能使用轮椅。

（3）使用轮椅前，必须检查刹车、胎压、安全带、脚踏板等功能是否完好。

（4）打开轮椅时，双手同时下压两侧的金属杆，避免手被挤压。

（二）轮椅的坐姿

1. 方法和步骤（图 11-6）

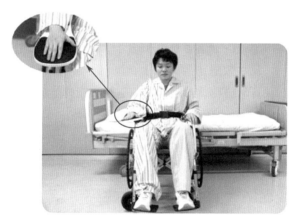

图 11-6　轮椅坐姿示范

（1）端坐在轮椅上，臀部、腰背部尽量贴近靠背，头颈保持正直，身体坐正。

（2）健手自然放在扶手上；患侧肘关节屈曲 90°，掌心向下，五指自然伸开放在支托板上。

（3）膝关节屈曲 90°；两脚与肩同宽（脚踝呈 90°），放置于脚踏板上。

2. 注意事项

（1）使用轮椅前，仔细阅读说明书，检查功能是否完好，调整好脚踏板。

（2）保持正确的坐姿，定时减压，防止发生压疮。

（3）使用轮椅时，应系好安全带，防止跌倒。

（4）不移动轮椅时，应及时拉好刹车。

（三）轮椅上下坡

1. 方法和步骤

（1）轮椅上坡：①患者系好安全带，健手放在扶手上，患手放在支托板上，双足放置于脚踏板上；②照护者抓紧轮椅把手，用力匀速向前推动轮椅上坡。

（2）轮椅下坡：①患者系好安全带，健手放在扶手上，患手放在支托板上，双足放置于脚踏板上；②照护者抓紧轮椅把手，背对下坡方向（注意后方路面），倒退着向后拉动轮椅下坡（图 11-7）。

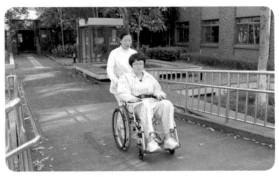

图 11-7　轮椅下坡示范

2. 注意事项

（1）患者必须系好安全带，妥善放置双手和脚，防止发生意外。

（2）照护者要注意观察路面和坡度情况。

（3）下坡时，照护者应事先观察后方情况，确定安全后再向后拉动轮椅。

（4）照护者推轮椅时速度不能过快，不能突然刹车，以免发生意外。

（四）轮椅上下台阶

1. 方法和步骤

（1）轮椅上一级台阶：①患者系好安全带，健手放在扶手上，患手放在支托板上，双足放置于脚踏板上；②照护者将轮椅的小轮贴近台阶，脚踩助倾杆装置（图11-8），翘起小轮，使小轮搭在台阶上，然后双手用力抬轮椅把手，推动轮椅上台阶。

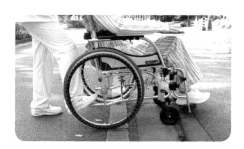

图11-8　脚踩助倾杆装置示范

（2）轮椅下一级台阶：①患者系好安全带，健手放在扶手上，患手放在支托板上，双足放置于脚踏板上；②照护者将轮椅背对台阶，抓紧轮椅把手，拉动轮椅后退（注意轮椅坐垫与台阶要保持垂直），大轮和小轮先后落于台阶下方。

2. 注意事项

（1）患者必须系好安全带，妥善放置双手和脚，后背贴紧靠背，防止发生意外。

（2）上下台阶前，照护者要先评估台阶的高度，台阶高度<8cm为宜。

（3）上台阶时，照护者在脚踩助倾杆装置的同时，双手下压轮椅把手，使轮椅翘起。

（4）下台阶时，要注意保持轮椅坐垫与台阶垂直，防止轮椅倾斜。

（五）轮椅上减压

长时间乘坐轮椅的脑卒中患者应定时减轻臀部受压，避免或减少压疮的发生。

1. 方法和步骤

（1）患者将双手放在轮椅扶手上，支撑身体，使躯干上抬，臀部离开坐垫，从而减轻臀部受压（图11-9）。

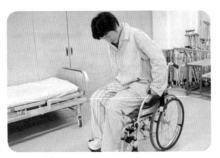

图 11-9 轮椅上双手支撑减压示范

（2）患者双手无法撑起身体时，可以将身体向左（或向右）倾斜，抬高右（或左）侧臀部（图11-10），维持片刻后，换另一侧，如此左右交替，进行侧方减压。

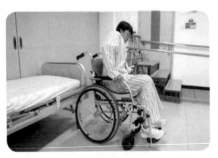

图 11-10 轮椅上侧方减压示范

2. 注意事项

（1）进行轮椅上减压时,轮椅必须要拉好刹车,照护者在旁边保护,以免因患者用力不均引起轮椅侧翻。

（2）每30分钟减压1次,每次15~30秒。

（廖　阳　许剑蕾）

第十二章 药物管理

脑卒中又称脑血管意外。其发病主要与可调控因素（高血压、心脏病、糖尿病、高脂血症）、可改变因素（高盐、高糖、高脂、高胆固醇饮食，吸烟，大量饮酒）以及不可改变因素（年龄、性别、家族史）等有关。《中国脑卒中防治报告 2019》中明确指出，控制血压和血糖、戒烟、限酒是预防脑卒中以及减少脑卒中复发的最好方法。因此，脑卒中患者除了改变饮食和生活习惯外，还需要长期服用降血压、降血脂、降血糖等药物来控制和维持血压、血脂和血糖的水平。

本章着重介绍降血压药、降血脂药、降血糖药物的服药原则和注意事项。患者在服药过程中若出现任何不适，应立即去医院就诊。

一、降 血 压 药

降血压药又称抗高血压药，是一类能控制血压的药物。常用的降血压药有钙通道阻滞剂（硝苯地平、氨氯地平等）、血管紧张素转化酶抑制剂（卡托普利、依那普利等）、血管紧张素受体拮抗剂（厄贝沙坦片、替米沙坦等）、利尿剂（氢氯噻嗪、呋塞米等）、β 受体阻滞剂（比索洛尔、美托洛尔等）等。

（一）服药原则

患者应在医生指导下长期、规律、按时、足量服用，不能擅自停药或调整用药剂量。

（二）注意事项

1. 患者在服药过程中,应每天测量血压,观察血压的变化;若出现头晕、眼花、恶心等情况,立即平卧并测量血压,必要时去医院就诊。

2. 工作忙碌、情绪激动、压力增大、用力排便等都会引起血压的波动,高血压患者要避免这些情况的发生。

二、降血脂药

降血脂药可以降低血液中胆固醇和 / 或甘油三酯的含量。常用的降血脂药有瑞舒伐他汀、阿托伐他汀、苯扎贝特、非诺贝特、普伐他汀、洛伐他汀等。

（一）服药原则

患者应在医生的指导下长期、规律、按时用药,不能擅自停药或调整用药剂量。

（二）注意事项

1. 患者在使用他汀类药物期间,应根据医生的要求定期做肝功能的检测。

2. 均衡饮食、适当运动、保持合适的体重结合药物治疗有助于将血脂调整到正常范围,降低冠心病及脑卒中的发病率。

三、降血糖药

降血糖药可通过刺激胰岛素分泌、增加外周组织对葡萄糖的利用来维持人体正常的血糖水平。常用的降血糖药有胰岛素、二甲双胍、阿卡波糖、格列吡嗪控释片、格列齐特、格列美脲等。

（一）服药原则

患者应在医生指导下长期、规律、按时用药，不能擅自停药或调整用药剂量和用药时间。

（二）注意事项

1. 在用药过程中，应注意监测血糖的变化。

2. 不同的降糖药物发挥作用的时间不同，应严格按规定的时间用药。

3. 经常更换胰岛素注射的部位，避免因胰岛素吸收不良引起血糖波动。

4. 用药过程中，若出现心慌、头晕、出冷汗等低血糖反应，可立即口服巧克力或糖果，必要时去医院就诊。

特别提示

胰岛素使用注意事项

在居家环境中，胰岛素的注射途径主要是皮下注射，注射工具主要是胰岛素笔。

1. 正确用药　正确执行医嘱，按时注射，并熟悉所用胰岛素的名称、剂型及作用。使用胰岛素笔时要注意：笔与笔芯相匹配，每次注射前应确认胰岛素笔内的药液是否充足，有无变质等。

2. 胰岛素的保存　未开封的胰岛素放于冰箱 2~8℃冷藏保存，已开封的胰岛素可以在 25~30℃的室温中保存 28~30 天（无须放在冰箱内保存）。存放胰岛素时应避免过冷、过热、太阳直晒及剧烈晃动等，以免影响药物的效果。

3. 注射部位的选择与轮换　皮下注射胰岛素应选择腹

部、大腿前侧及外侧、臀部、上臂三角肌等部位,避开硬结瘢痕和破溃处。腹部吸收胰岛素最快,其次是上臂、大腿外侧、臀部。长期在同一部位注射会使局部组织产生硬结,影响胰岛素的吸收,因此注射部位应经常轮换,如早晨在腹部注射,晚上在上臂注射;在同一部位注射时,也需要轮换位置(应与上次的注射点相距1cm以上)。经常运动的患者,不宜在大腿、上臂等活动部位注射胰岛素。

（许剑蕾）

参考文献

［1］王拥军,徐安定,董强.中国脑血管病临床管理指南［M］.北京:人民卫生出版社,2019.

［2］陈爱萍,谢家兴.实用康复护理学［M］.北京:中国医药科技出版社,2018.

［3］MENSAH GA,ROTH GA,ADEMI Z,et al. Global burden of cardiovascular diseases and risk factors,1990-2019. Journal of the American College of Cardiology,2020,76(25):2982-3021.

［4］冯高科,徐林.《高尿酸血症合并心血管高风险患者诊断和治疗的专家共识:2021年更新版》更新要点解读［J］.实用心脑肺血管病杂志,2021,29(5):1-7.

［5］隗麒轩,杨信才.脑卒中偏瘫患者康复管理现状［J］.医学研究与教育,2019,36(5):24-29.

［6］王瑞香,朱思静,周丽琼,等.缺血性脑卒中二级预防患者指南的构建［J］.护理研究,2021,35(24):4351-4357.

［7］《中国脑卒中防治报告》编写组.《中国脑卒中防治报告2019》概要［J］.中国脑血管病杂志,2020,17(5):272-281.

［8］GBD 2016 STROKE COLLABORATORS. Global,regional and national burden of strok,1990-2016: a systematic analysis for the Global Burden of Disease Study 2016［J］. Lancet Neurology,2019,18(5):439-458.

［9］WU S,WU B,LIU M,et al. Stroke in China: advances and challenges in epidemiology,prevention and management［J］. Lancet Neurology,2019,18(4):394-405.

［10］ZHOU M,WANG H,ZENG X,et al. Mortality,morbidity and risk factors in China and its provinces,1990-2017: a systematic analysis for the Global

Burden of Disease Study 2017［J］. Lancet, 2019, 394（10204）: 1145-1158.

［11］赵青, 谢蕴慧, 龚英, 等. 脑卒中病人出院后对延续性护理意愿和需求的质性研究［J］. 全科护理, 2020, 18（2）: 192-196.

［12］廖婵娟, 韦仕菊, 黄凤枝. 凹槽式功能枕在急性脑卒中病人良肢位摆放中的应用效果［J］. 护理研究, 2019, 33（2）: 345-347.

［13］SHOAMANESH A, PATRICE LINDSAY M, CASTELLUCCI LA, et al. Canadian stroke best practice recommendations: management of spontaneous intracerebral hemorrhage, 7th edition update 2020. International Journal of Stroke, 2020, 16（3）: 321-341.

［14］郑彩娥, 李秀云. 康复护理技术操作规程［M］. 北京: 人民卫生出版社, 2018.

［15］马凌, 马艳芬, 李卉梅. 康复护理技术操作规范［M］. 广州: 广东科技出版社, 2018.

［16］陆秋芳, 应燕萍. 呼吸训练在脑卒中偏瘫患者中的应用研究进展［J］. 广西医学, 2019, 41（3）: 369-372.

［17］付云娟. 改良腹式呼吸训练在脑卒中恢复期康复护理中的应用效果［J］. 中国医学创新, 2019, 16（33）: 87-90.

［18］TEASELL R, SALBACH NM, FOLEY N, et al. Canadian stroke best practice recommendations: rehabilitation, recovery, and community participation following stroke. part one: rehabilitation and recovery following stroke; 6th edition update 2019. International Journal of Stroke, 2020, 15（7）: 763-788.

［19］谭高小, 莫素莹, 卢雪云. 呼吸训练预防脑卒中康复早期卧床患者肺部感染的效果［J］. 中国实用医药, 2019（18）: 132-134.

［20］方舒, 展丽丽, 李晓萍. 系统呼吸训练对脑卒中后吞咽功能障碍患者的康复效果恢复期康复护理中的应用效果［J］. 中国当代医药, 2019, 26（22）: 244-246.

［21］刘金明, 章志超, 马艳. 呼吸训练对脑卒中患者步行功能的临床疗效观察［J］. 中国康复, 2019, 34（1）: 3-6.

［22］李薇薇, 何小俊. 成语在脑卒中非流畅性失语症病人中的应用［J］. 护

理研究,2019,33(11):1926-1929.

[23] 张玲.言语训练对脑卒中后 Broca 失语恢复的影响[J].养生保健指南,2020(2):275.

[24] 中国卒中吞咽障碍与营养管理共识专家组,中国卒中学会,国家神经系统疾病临床医学研究中心,等.中国卒中吞咽障碍与营养管理手册[J].中国卒中杂志,2019,14(11):1153-1169.

[25] 俞超,高春华,王辉,等.ICU 危重患者皮肤管理流程的设计与实践[J].护理学杂志,2019,34(12):58-60,68.

[26] 郭娟.综合护理干预对脑卒中患者失禁性皮炎的影响[J].全科口腔医学杂志(电子版),2019,6(13):86-87.

[27] LANCTÔT KL,LINDSAY MP,SMITH EE,et al. Canadian stroke best practice recommendations: mood,cognition and fatigue following stroke,6th edition update 2019. International Journal of Stroke,2019,15(6):668-688.

[28] 王然,冯瑞娟,刘佳.皮肤保护剂对老年失禁相关性皮炎防治的研究进展[J].实用临床护理学电子杂志,2019,4(26):193,198.

[29] 张先卓,吕萌,罗旭飞,等.脑卒中康复临床实践指南推荐意见研究[J].中国康复理论与实践,2020,26(2):170-180.

[30] 李志斌,冯尚武,谢镇良,等.居家康复训练结合规范化康复宣教对脑卒中患者日常生活自理能力和生活质量的影响[J].中国康复,2019,34(2):90-92.

[31] 迟晓华,王洋.百笑灸调治脑卒中后尿失禁患者的疗效[J].中国老年学杂志,2019,39(12):2857-2859.

[32] 孙婧,朱月.脑卒中后神经源性尿失禁的康复护理[J].饮食保健,2019,6(31):148-149.

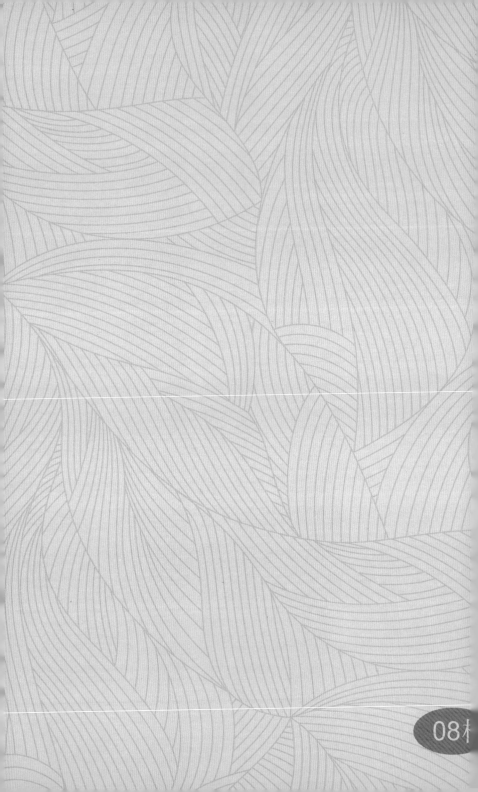